# 孕前优生健康检查临床检验实用手册

组　编　江苏省卫生健康发展研究中心

国家卫生健康委避孕药具警戒与生育力监测重点实验室

江苏省生育力保护与卫生技术评估重点实验室

主　编　林　宁　吴玉璘

东南大学出版社
SOUTHEAST UNIVERSITY PRESS
·南京·

## 内容简介

孕前优生健康检查项目涵盖 19 项免费服务内容,其中 13 项为临床检验检测项目。这些项目精确的数据与信息为备孕夫妇提供了综合评估的关键数据。实验室数据的准确性对于确保服务质量至关重要。因此,出具高质量的检验报告不仅是孕前优生健康检查项目的基本要求,也是实验室工作的核心和目标。本书紧密围绕孕前优生健康检查的临床检验检测内容,从实验室与临床诊疗协作的角度出发,重点阐述了实验室操作的具体标准与流程、实验室诊断路径,以及各项检测指标对妊娠的具体影响,并据此提出相应的优生指导建议。

本书主要面向从事孕前优生健康检查服务的技术人员,旨在提升其专业技能和服务水平。

### 图书在版编目(CIP)数据

孕前优生健康检查临床检验实用手册/江苏省卫生健康发展研究中心,国家卫生健康委避孕药具警戒与生育力监测重点实验室,江苏省生育力保护与卫生技术评估重点实验室组编;林宁,吴玉璘主编. -- 南京:东南大学出版社,2024. 12. -- ISBN 978-7-5766-1730-6

Ⅰ. R169. 1-62

中国国家版本馆 CIP 数据核字第 20244J5P75 号

责任编辑:张新建　责任校对:子雪莲　封面设计:王　玥　责任印制:周荣虎

**孕前优生健康检查临床检验实用手册**

| | |
|---|---|
| 组　　编: | 江苏省卫生健康发展研究中心 |
| | 国家卫生健康委避孕药具警戒与生育力监测重点实验室 |
| | 江苏省生育力保护与卫生技术评估重点实验室 |
| 主　　编: | 林　宁　吴玉璘 |
| 出版发行: | 东南大学出版社 |
| 社　　址: | 南京市四牌楼 2 号　　邮编:210096　　电话:025 - 83793330 |
| 出 版 人: | 白云飞 |
| 网　　址: | http://www.seupress.com |
| 经　　销: | 全国各地新华书店 |
| 印　　刷: | 广东虎彩云印刷有限公司 |
| 开　　本: | 700 mm×1000 mm　1/16 |
| 印　　张: | 9.75 |
| 字　　数: | 110 千字 |
| 版　　次: | 2024 年 12 月第 1 版 |
| 印　　次: | 2024 年 12 月第 1 次印刷 |
| 书　　号: | ISBN 978-7-5766-1730-6 |
| 定　　价: | 60.00 元 |

本社图书若有印装质量问题,请直接与营销部联系。电话(传真):025-83791830

# 《孕前优生健康检查临床检验实用手册》
# 编 委 会

组　编　江苏省卫生健康发展研究中心

国家卫生健康委避孕药具警戒与生育力监测重点实验室

江苏省生育力保护与卫生技术评估重点实验室

主　编　林　宁　吴玉璘

编　委　李孟兰　黄丽丽　封　婕　张瑞金

周　青　刘帅妹　石　慧

# 前　言

　　国家免费孕前优生健康检查项目(以下简称孕前优生项目)是由原国家人口和计划生育委员会与财政部于2010年共同发起。该项目旨在为符合生育政策、计划怀孕的夫妇提供免费的健康教育、健康检查、风险评估、咨询指导以及早孕和妊娠结局追踪随访等孕前优生服务。这些服务的目的是降低我国出生缺陷的发生率,提高出生人口素质。

　　孕前优生健康检查通常在夫妇计划妊娠前的3~6个月进行。通过这些检查,可以了解夫妇双方的健康状况,评估可能引起不良妊娠结局的风险因素,并提供针对性的咨询指导和干预措施,为孕育一个健康宝宝打下坚实的基础。

　　孕前优生项目包括19项免费服务内容,其中13项为孕前优生实验室检验内容。这些检验包括血液常规检测、尿常规检测、血型鉴定、生殖道分泌物检查(白带常规检测、淋球菌检测和沙眼衣原体检测)、血清葡萄糖检测、肝功能检查、肾功能检查、甲状腺功能检查、乙型肝炎病毒血清学五项检测、梅毒螺旋体筛查、TORCH血清学五项检测等。实验室检验结果是孕前优生项目临床风险评估和咨询指导的重要依据，而稳定可靠的检验质量是确保检测结果准确可信的前提和保障。

　　本书基于江苏省孕前优生项目的前期工作基础，聚焦于基层实验室管理人员和技术人员关注的热点问题。书中围绕孕前优生项目和临床检验质量管理要求，从临床检验内容着手，详细介绍了各检测项目的标本采集注意事项、检测方法、报告审核以及实验室分析路径、异常检验结果对妊娠的影响等。同时，结合临床需求和医学检验学科的发展趋势，对一些临床常用的、有辅助诊断意义的检测项目以及新的进展进行了适当的拓展。本书旨在促进孕前优生项目实验室检验的规范开展，提高实验室检验质量，并为从事孕前优生项目的相关技术人员提供参考。

　　由于本书的编者水平和编写时间有限，书中难免存在不足甚至错误之处。我们希望各位临床检验工作者和相关技术人员提出宝贵意见，以便我们今后进一步完善。

# 目　录

# 第一章

# 实验室基本要求

## 一、管理要求

### 1. 组织管理

实验室建立与孕前优生健康检查实验室工作相适应的组织结构,人员的配备和岗位设置应满足从标本接收到报告发出的整个过程及其支持保障等。

### 2. 质量管理体系

实验室需编制质量管理体系文件,包括质量手册、程序文件、作业指导书及各种记录。实验室所有操作过程均须有文件支持。

## 二、技术要求

### 1. 人员

实验室须规定各级、各类岗位的任职资格、职责、权限和职业道德规范。至少有 2 名具有检验专业资质的专职技术人员，并须定期接受市级及以上相关部门的专业培训。

### 2．设施和环境

实验室应有充分合理的空间、良好的照明、适宜的温度及湿度以维持设备正常运行。实验室应制定相应程序，对影响标本采集、检测和设备运行的环境条件、设施进行监控并记录。

### 3．实验室设备

实验室使用的设备应符合国家相关标准。要建立设备管理程序，对设备定期进行校准、检定和维护保养等，并做好相应记录。

### 4．试剂、耗材

实验室要规范选购、使用试剂耗材，建立试剂与耗材的管理程序。做好试剂、耗材的选购、验收、保存和盘点，同时监控存放条件，并做好相应记录。

### 5．标本管理

实验室在标本采集与接收前需确认具有唯一标识，标本采集、运送和保存需符合不同检测项目的具体要求。

所有标本一律视为有传染性的生物污染源，检测完成后无须留存复检的标本，需严格按《医疗废物管理条例》和《医疗卫生机构医疗废物管理办法》等相关规定，由专人处理。

### 6．室内质控

实验室根据质量管理要求，建立室内质控管理制度。在标本开始检测之前，须按照室内质控管理程序要求规范开展室内质控并分析质控结果。实验室在线实时填报室内质控数据,定期对室内质控数据进行总结和动态评价,并做好记录及数据归档工作。

## 6.1 质控指标

### 6.1.1 检测项目室内质控覆盖率

室内质控覆盖率＝实验室实际开展室内质控项目数/实验室应开展室内质控项目总数×100%

### 6.1.2 检测项目室内质控数据上报完整率

室内质控数据上报完整率＝实验室上报室内质控数据项目数/实验室应上报室内质控数据项目总数×100%

## 7. 室间质评

实验室根据质量管理要求,建立室间质评管理制度。实验室需参加市级或市级以上临床检验中心组织的室间质评活动,根据本实验室检测项目的实际开展情况确定参加室间质评活动的项目明细,制订下一年度的室间质评计划。参加室间质评活动时,需记录并保存项目申请、样本接收、样本保存、样本检测、结果上报、结果反馈、结果分析与处理的整个流程资料。

## 7.1 质控指标

### 7.1.1 室间质评参加率

室间质评参加率＝参加临床检验中心组织室间质评项目数/同期实验室已开展且同时临床检验中心已组织的室间质评检验项目总数×100%

### 7.1.2　室间质评合格率

室间质评合格率＝参加临床检验中心组织室间质评成绩合格的检验项目数/同期参加临床检验中心组织的室间质评检验项目总数×100%

以参加市级或市级以上临床检验中心室间质评数据为计算依据。

### 8.　报告发放

实验室检验报告需由高年资检验人员审核并签名后方可发放。报告审核内容主要包括以下几方面：患者信息、标本信息、项目信息、质控信息、结果信息以及备注信息等。

检验报告审核时需查看当日室内质控数据是否正常，必要时需考虑检测结果与临床表现是否相符。当检验结果出现异常时，报告审核人员根据不同检验项目的报告审核规范决定是否进行复检。出现危急值时必须立即报告临床医师，避免贻误诊治。

原则上所有检测结果都属于被检查者隐私权的一部分，未征得本人同意，不得公开。

## 三、安全管理

实验室必须设置醒目的标识，配备应急处理设备（如应急洗眼装置、消毒用品和灭火器等），根据实际工作开展情况确定"清洁区"、"半污染区"和"污染区"。

实验室应建立外来人员准入制度，实验室内部人员需定期接受生物安全和消防安全的演练、培训和考核。

　　实验室医疗废物需按照《医疗废物管理条例》和《医疗卫生机构医疗废物管理办法》的规定妥善处理。

# 第二章

# 血液常规检验

　　血液常规检测,也称为血常规、全血细胞计数,是对血液中红细胞、白细胞和血小板三大类血细胞的数量和质量进行的一项检查,是临床医学检验中最常用、最重要的内容,属于临床三大常规检测项目之一。每一类血细胞都有其相应的特点和功能,当其形态、数量和(或)功能异常时均可提示一些与疾病相关的信息。因此,血常规检测结果常用于协助临床进行疾病诊断、鉴别诊断以及病情观察等。

## 一、检测指标

　　血常规检测包括三部分内容:

　　1. 白细胞计数和分类,主要用于感染性疾病的筛查、诊断和疗效观察;

2. 红细胞计数、血红蛋白浓度及其相关参数,主要用于贫血的诊断和鉴别诊断;

3. 血小板计数及其相关参数,主要用于出血性疾病的诊断和病情监测。

## 二、标本采集注意事项

1. 采血时注意严格消毒和生物安全防护;

2. 使用 EDTA 抗凝管采集静脉血或末梢血;

3. 严禁在输液、输血的针头或皮管内抽取血液标本;

4. 局部皮肤存在水肿、炎症、发绀等情况时不宜采血;

5. 采集末梢血时避免用力挤压,以免混入组织液;

6. 血液采集后立即轻轻颠倒混匀,避免溶血。

## 三、检测方法

血液常规检测一般采用全自动血细胞分析仪进行检测。

## 四、参考区间

中国成年人群血细胞分析参考区间见表 2-1。

表 2-1 中国成年人群血细胞分析参考区间

| 项目 | 单位 | 性别 | 参考范围 |
|---|---|---|---|
| 白细胞计数（WBC） | $\times 10^9$/L | 男/女 | 3.5～9.5 |
| 中性粒细胞绝对值（Neut♯） | $\times 10^9$/L | 男/女 | 1.8～6.3 |
| 淋巴细胞绝对值（Lymph♯） | $\times 10^9$/L | 男/女 | 1.1～3.2 |
| 嗜酸性粒细胞绝对值（Eos♯） | $\times 10^9$/L | 男/女 | 0.02～0.52 |
| 嗜碱性粒细胞绝对值（Baso♯） | $\times 10^9$/L | 男/女 | 0～0.06 |
| 单核细胞绝对值（Mono♯） | $\times 10^9$/L | 男/女 | 0.1～0.6 |
| 中性粒细胞百分数（Neut%） | % | 男/女 | 40～75 |
| 淋巴细胞百分数（Lymph%） | % | 男/女 | 20～50 |
| 嗜酸性粒细胞百分数（Eos%） | % | 男/女 | 0.4～8.0 |
| 嗜碱性粒细胞百分数（Baso%） | % | 男/女 | 0～1 |
| 单核细胞百分数（Mono%） | % | 男/女 | 3～10 |
| 红细胞计数（RBC） | $\times 10^{12}$/L | 男 | 4.3～5.8 |
| | | 女 | 3.8～5.1 |
| 血红蛋白（Hb） | g/L | 男 | 130～175 |
| | | 女 | 115～150 |
| 红细胞比容（HCT） | L/L | 男 | 0.40～0.50 |
| | | 女 | 0.35～0.45 |
| 平均红细胞容积（MCV） | fL | 男/女 | 82～100 |
| 平均红细胞血红蛋白含量（MCH） | pg | 男/女 | 27～34 |
| 平均红细胞血红蛋白浓度（MCHC） | g/L | 男/女 | 316～354 |
| 血小板计数（PLT） | $\times 10^9$/L | 男/女 | 125～350 |

注：此参考区间适用于静脉血的仪器检测方法；参考范围见 WS/T 405—2012。

## 五、白细胞计数及分类

白细胞具有强大的免疫防御功能，在细菌、病毒、支原体等病原体入侵机体时，可以较好地发挥保护作用。根据形态和功能的不同，白细胞可以分为中性粒细胞、淋巴细胞、单核细胞、嗜酸性粒细胞和嗜碱性粒细胞5大类。白细胞计数和分类情况，可用于感染性疾病的筛查和疗效观察。

### 1. 白细胞计数升高

常见于急性细菌性感染、化脓性炎症、严重的组织损伤、手术创伤后、某些传染病、血液病、心肌梗死、急性溶血或出血、尿毒症以及严重烧伤后等。

### 2. 白细胞计数降低

常见于病毒性感染、伤寒、副伤寒、再生障碍性贫血、自身免疫性疾病（如系统性红斑狼疮）、极重度感染、肿瘤放疗和化疗后以及铅、苯中毒等。

此外，白细胞计数还可受生理状态的影响，如妊娠期、分娩期、月经期妇女，新生儿，餐后和剧烈运动后，极度恐惧、严寒以及暴热等情况下白细胞计数也可增加，白细胞计数在同一天中最高值和最低值之间可相差一倍，一般早晨较低、下午较高。因此，需结合临床表现对血常规的检测结果进行综合判断。

### 3. 白细胞计数的分析路径

白细胞计数的分析路径见图 2-1。

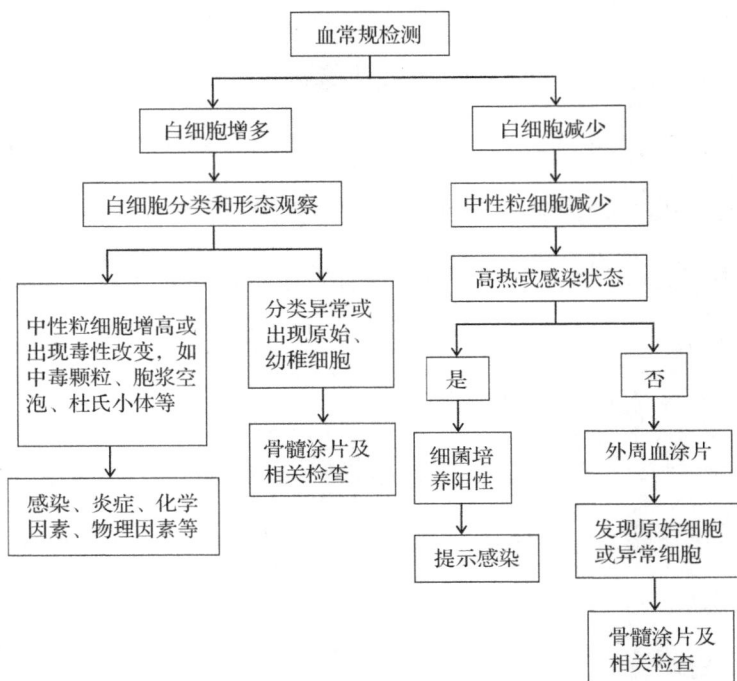

图 2-1　白细胞计数的分析路径

# 六、红细胞计数

红细胞是血液中含量最多的一类血细胞,其主要功能是运输氧气,为机体提供能量。血常规中与红细胞相关的检测指标有红细胞计数(RBC)、血红蛋白(Hb)、红细胞比容(HCT)、平均红细胞容积(MCV)、平均红细胞血红蛋白含量(MCH)、平均红细胞血红蛋白浓度（MCHC）和红细胞分布宽度（RDW），其中需重点关注的是RBC 和 Hb。根据 RBC 和 Hb 数值的高低，可以判断有无贫血及贫血的程度。若需鉴别诊断贫血的类型并查找原因，以便进行针对性的治疗，还需结合其他实验室检测指标和临床表现进行综合判断。

**1. 红细胞计数降低**

常见于各种贫血，如营养不良、消化道溃疡、再生障碍性贫血等，建议查找贫血原因并针对病因进行治疗；还可见于脾功能亢进症、大量失血后、恶性肿瘤骨髓转移、慢性肾功能不全等疾病。

**2. 红细胞计数升高**

常见于原发性红细胞增多症，如真性红细胞增多症、良性家族性红细胞增多症等，也可继发于某些疾病，如房间隔缺损、法洛四联症等先天性心血管疾病，肺水肿、肺源性心脏病等严重肺部疾病以及连续性呕吐、大面积烧伤等引起大量失水的疾病等。

此外，红细胞计数还受性别、年龄、妊娠、精神状态、运动等因素的影响。一般情况下，男性红细胞计数高于女性，新生儿红细胞计数高于成人。因妊娠期血容量的增加以血浆增加为主，红细胞计数增加低于血浆增加，因此妊娠期可出现生理性血液稀释。

**3. 红细胞计数的分析路径**

红细胞计数的分析路径见图 2-2。

# 七、血红蛋白浓度测定

正常情况下，红细胞计数与血红蛋白浓度之间呈比例关系。因

```
                          ┌──────────┐
                          │ 血常规检测 │
                          └──────────┘
         ┌────────────────┴────────────────────┐
    ┌─────────┐                          ┌─────────┐
    │ 红细胞增多 │                          │ 红细胞减少 │
    └─────────┘                          └─────────┘
     ┌────┴────┐                         ┌────┴────┐
 ┌───────┐ ┌───────┐               ┌───────┐ ┌───────┐
 │生理性增多│ │病理性增多│               │生理性减少│ │病理性减少│
 └───────┘ └───────┘               └───────┘ └───────┘
```

红细胞增多 → 生理性增多：高山居民、剧烈运动、体力劳动、情绪激动等

红细胞增多 → 病理性增多：红细胞容量、血浆量
- 红细胞容量增加、血浆量不减少 → 骨髓检查、中性粒细胞碱性磷酸酶、血清EPO检测
  - 三系增生、碱性磷酸酶增加 → 提示真性红细胞增多症
  - 红系增生、碱性磷酸酶正常 → 提示继发性红细胞增多症
- 红细胞容量正常、血浆量不减少 → 提示相对性红细胞增多

红细胞减少 → 生理性减少：生理性贫血，如孕妇、婴儿、老年人等

红细胞减少 → 病理性减少：贫血
- 红细胞生成减少 → 再障、缺铁性贫血、铁粒幼细胞性贫血、巨幼细胞性贫血等
- 红细胞破坏过多 → 遗传性球形红细胞增多症、新生儿溶血病、血型不合输血后溶血病、脾功能亢进等
- 红细胞丢失（失血）→ 急性、慢性失血性贫血

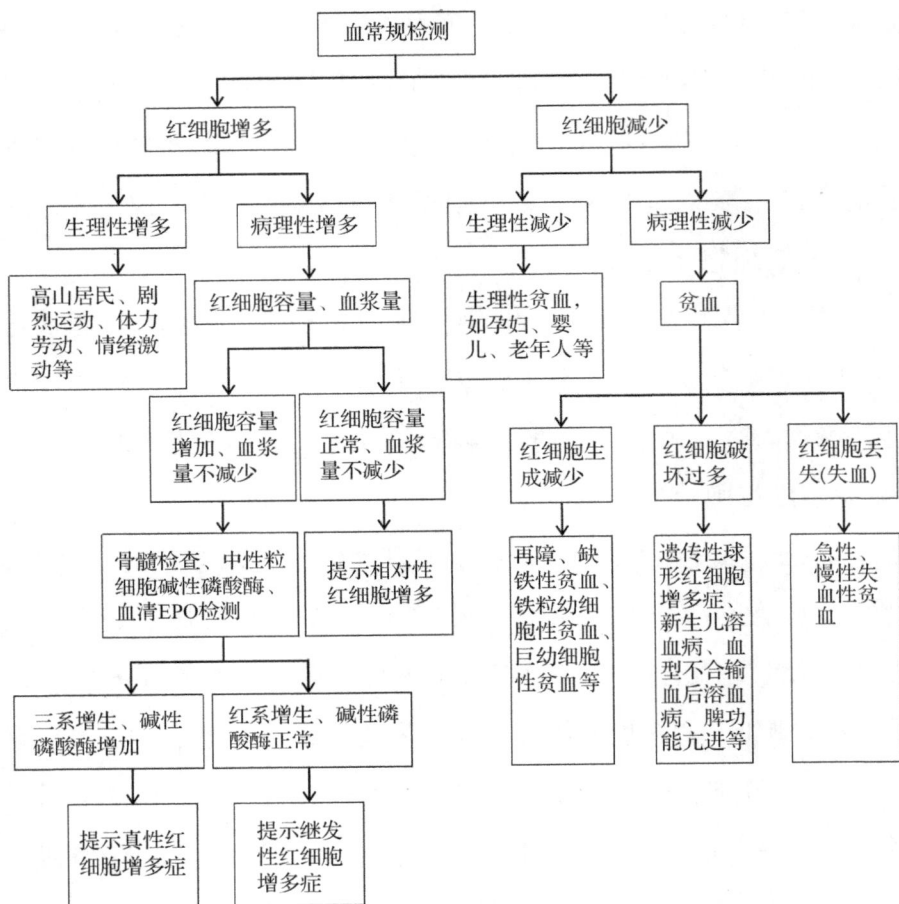

图 2-2 红细胞计数的分析路径

此，血红蛋白浓度升高或降低的临床意义与红细胞计数升高或降低相同；在贫血严重程度的判断上，血红蛋白浓度优于红细胞计数。

但在某些疾病中，红细胞计数与血红蛋白浓度之间并不成比例关系，如大细胞性贫血（血红蛋白浓度相对偏高，但红细胞计数降低）、小细胞低色素性贫血（血红蛋白浓度偏低，但红细胞计数可正常）。

血红蛋白浓度测定的分析路径见图 2-3。

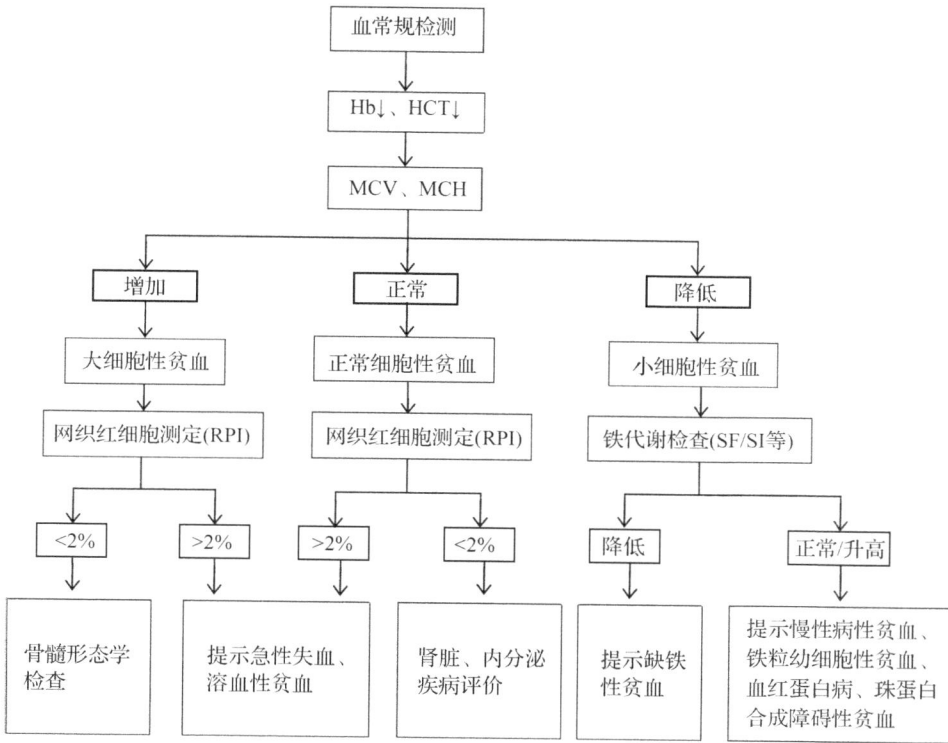

```
                    血常规检测
                        │
                    Hb↓、HCT↓
                        │
                    MCV、MCH
          ┌─────────────┼─────────────┐
        增加           正常          降低
          │             │             │
     大细胞性贫血    正常细胞性贫血    小细胞性贫血
          │             │             │
  网织红细胞测定(RPI)  网织红细胞测定(RPI)  铁代谢检查(SF/SI等)
        ┌─┴─┐         ┌─┴─┐         ┌─┴─┐
      <2%  >2%      >2%  <2%      降低  正常/升高
        │    │        │    │        │      │
     骨髓形态学  提示急性失血、  肾脏、内分泌  提示缺铁  提示慢性病性贫血、
     检查       溶血性贫血    疾病评价    性贫血    铁粒幼细胞性贫血、
                                              血红蛋白病、珠蛋白
                                              合成障碍性贫血
```

图 2-3 血红蛋白浓度测定的分析路径

# 八、血小板计数

血小板是血液中体积最小的血细胞,其主要功能是参与止血与凝血,可用于协助出血性疾病的诊断和监测。

## 1. 血小板计数降低

提示出血的风险增加,临床应重点关注。血小板计数降低常见于血小板生成障碍（如再生障碍性贫血、急性白血病、放射性损伤等）、血小板破坏过多（如原发性血小板减少症、脾功能亢进症、系统性红斑狼疮等）、血小板消耗过多（如弥漫性血管内凝血、血栓性血小板减少性紫癜）等疾病。

## 2. 血小板计数升高

常见于骨髓增生性疾病，如慢性粒细胞白血病、原发性血小板增多症、真性红细胞增多症等，还可见于感染、炎症、溶血、肿瘤、创伤、术后等。

## 3. 血小板计数的分析路径

血小板计数的分析路径见图2-4。

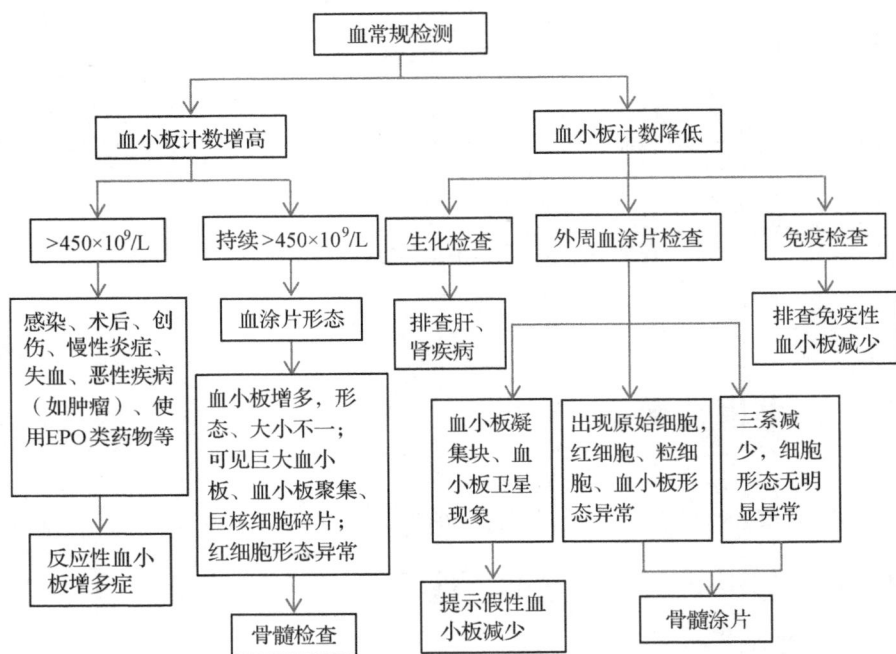

图2-4 血小板计数的分析路径

# 九、血细胞分析的复检规则

国际血液学复检专家组推荐的 41 条自动化全血细胞计数和 WBC 分群分析后复检规则,其中第 1～15 条为血细胞计数的复检规则,第 16～22 条为白细胞分类的复检规则,第 23 条为网织红细胞的复检规则,第 24～41 条为可疑提示的复检规则。

## (一)血细胞计数的复检规则(第 1～15 条)

**1. 新生儿**

(1)复检条件:首次检测标本。

(2)复检要求:涂片镜检。

**2. WBC、RBC、Hb、PLT、网织红细胞(Ret)**

(1)复检条件:超出线性范围。

(2)复检要求:稀释标本后重新测定。

**3. WBC、PLT**

(1)复检条件:低于实验室确认的仪器线性范围。

(2)复检要求:按实验室标准操作规程(SOP)进行。

**4. WBC、RBC、Hb、PLT**

(1)复检条件:无结果。

(2)复检要求:①检查标本是否有凝块;②重测标本;③如结果维持不变,用替代方法计数。

**5. WBC**

(1)复检条件:首次结果 $< 4.0 \times 10^9/L$ 或 $> 30.0 \times 10^9/L$。

(2) 复检要求：涂片镜检。

### 6. WBC

(1) 复检条件：3d 内 Delta 值超限，并 $<4.0\times10^9/L$ 或 $>30.0\times10^9/L$。

(2) 复检要求：涂片镜检。

### 7. PLT

(1) 复检条件：首次结果 $<100\times10^9/L$ 或 $>1000\times10^9/L$。

(2) 复检要求：涂片镜检。

### 8. PLT

(1) 复检条件：Delta 值超限的任何结果。

(2) 复检要求：涂片镜检。

### 9. Hb

(1) 复检条件：首次结果 $<70$ g/L 或 $>$ 其年龄和性别参考范围上限 20 g/L。

(2) 复检要求：①涂片镜检；②确认标本是否符合要求。

### 10. 平均红细胞体积(MCV)

(1) 复检条件：24 h 内标本的首次结果 $<75$ fL 或 $>105$ fL（成人）。

(2) 复检要求：涂片镜检。

### 11. 平均红细胞体积(MCV)

(1) 复检条件：24 h 以上的成人标本 $>105$ fL。

(2) 复检要求：①涂片镜检，观察大红细胞相关变化；②如无大红细胞相关变化，要求重送新鲜血标本；③如无新鲜血标本，报告中注明。

### 12. 平均红细胞体积(MCV)

（1）复检条件：24 h 内标本的 Delta 值超限的任何结果。

（2）复检要求：确认标本是否符合要求。

### 13. 平均红细胞血红蛋白浓度(MCHC)

（1）复检条件：≥参考范围上限 20 g/L。

（2）复检要求：检查标本是否有脂血、溶血、RBC 凝集及球形红细胞。

### 14. 平均红细胞血红蛋白浓度(MCHC)

（1）复检条件：<300 g/L，同时 MCV 正常或增高。

（2）复检要求：寻找可能因静脉输液污染或其他标本原因。

### 15. 红细胞分布宽度(RDW)

（1）复检条件：首次结果>22%。

（2）复检要求：涂片镜检。

### （二）白细胞分类的复检规则(第16~22条)

### 16. 无白细胞分类计数(DC)结果或 DC 结果不全

（1）复检条件：无条件复检。

（2）复检要求：人工分类和涂片镜检。

### 17. 中性粒细胞绝对计数(Neut♯)

（1）复检条件：首次结果<$1.0\times10^9$/L 或>$20.0\times10^9$/L。

（2）复检要求：涂片镜检。

### 18. 淋巴细胞绝对计数(Lym♯)

（1）复检条件：首次结果>$5.0\times10^9$/L(成人)或>$7.0\times10^9$/

L（<12 岁）。

（2）复检要求：涂片镜检。

**19．单核细胞绝对计数（Mono♯）**

（1）复检条件：首次结果＞$1.5×10^9$/L（成人）或＞$3.0×10^9$/L（<12 岁）。

（2）复检要求：涂片镜检。

**20．嗜酸粒细胞绝对计数（Eos♯）**

（1）复检条件：首次结果＞$2.0×10^9$/L。

（2）复检要求：涂片镜检。

**21．嗜碱粒细胞绝对计数（Baso♯）**

（1）复检条件：首次结果＞$0.5×10^9$/L。

（2）复检要求：涂片镜检。

**22．有核红细胞绝对计数（NRBC♯）**

（1）复检条件：首次出现任何结果。

（2）复检要求：涂片镜检。

**（三）网织红细胞的复检规则（第 23 条）**

**23．网织红细胞绝对计数（Ret♯）**

（1）复检条件：首次结果＞$0.10×10^9$/L。

（2）复检要求：涂片镜检。

**（四）可疑提示的复检规则（第 24～41 条）**

**24．怀疑性报警［不成熟粒细胞（IG）/杆状核中性粒细胞（Band）报警提示除外］**

（1）复检条件：首次成人结果出现阳性报警。

（2）复检要求：涂片镜检。

### 25. 怀疑性报警

（1）复检条件：首次儿童结果出现阳性报警。

（2）复检要求：涂片镜检。

### 26. WBC 结果不可靠报警

（1）复检条件：阳性报警。

（2）复检要求：①确认标本是否符合要求并重测标本；②如出现同样报警提示，检查仪器；③如需要，进行人工分类。

### 27. RBC 碎片

（1）复检条件：阳性报警。

（2）复检要求：涂片镜检。

### 28. 双形 RBC

（1）复检条件：首次结果出现阳性报警。

（2）复检要求：涂片镜检。

### 29. 难溶性 RBC

（1）复检条件：阳性报警。

（2）复检要求：①检查 WBC 直方/散点图；②根据实验室 SOP 证实 Ret 计数是否正确；③涂片镜检是否有异常形态的红细胞。

### 30. PLT 聚集报警

（1）复检条件：任何计数结果。

（2）复检要求：①检查标本是否有凝块；②涂片镜检估计 PLT 数；③如 PLT 仍聚集，按实验室 SOP 进行。

### 31．PLT 报警

（1）复检条件：除 PLT 聚集外的 PLT 和 MPV 报警。

（2）复检要求：涂片镜检。

### 32．不成熟粒细胞(IG)报警

（1）复检条件：首次结果出现阳性报警。

（2）复检要求：涂片镜检。

### 33．不成熟粒细胞(IG)报警

（1）复检条件：WBC 的 Delta 值超上限，有以前确认的阳性报警结果。

（2）复检要求：涂片镜检。

### 34．左移报警

（1）复检条件：阳性报警。

（2）复检要求：按实验室 SOP 进行。

### 35．不典型和(或)变异 Lym

（1）复检条件：首次结果出现阳性报警。

（2）复检要求：涂片镜检。

### 36．不典型和(或)变异 Lym

（1）复检条件：WBC 的 Delta 值超上限，有以前确认的阳性报警结果。

（2）复检要求：涂片镜检。

### 37．原始细胞报警

（1）复检条件：首次结果出现阳性报警。

（2）复检要求：涂片镜检。

### 38．原始细胞报警

（1）复检条件：3～7 d 内 WBC 的 Delta 值通过，有以前确认的阳性报警结果。

（2）复检要求：按实验室 SOP 进行。

### 39．原始细胞报警

（1）复检条件：WBC 的 Delta 值超上限，有以前确认的阳性报警结果。

（2）复检要求：涂片镜检。

### 40．NRBC 报警

（1）复检条件：阳性报警。

（2）复检要求：①涂片镜检；②如发现 NRBC，计数 NRBC，重新计算 WBC 结果。

### 41．网织红细胞(Ret)

（1）复检条件：散点/直方图异常。

（2）复检要求：①检查仪器状态是否正常；②如吸样有问题，重测标本；③如结果维持不变，涂片镜检。

## 十、附

### 1．贫血

贫血是指外周血液在单位体积中的血红蛋白浓度(Hb)、红细胞计数(RBC)和(或)红细胞比容(HCT)低于同性别、同年龄、同地区的正常标准，其中以 Hb 浓度较为重要。贫血通常是一个症状而不是一个独立的疾病,常伴有一些非特异性的症状或体征,如疲劳、注意力不集中、结膜或指甲苍白等,各个系统的疾病均可引起贫血。

## 1.1 贫血的诊断标准

根据我国诊断标准,成年男性 Hb<120 g/L、成年女性(非妊娠)Hb<110 g/L、孕妇 Hb<100 g/L,可诊断为贫血。

## 1.2 贫血的分类

1.2.1 依据发病机制或(和)病因不同分为红细胞生成减少性贫血、红细胞破坏过多性贫血(溶血性贫血)和红细胞丢失过多性贫血(失血性贫血);

1.2.2 按贫血进展速度分为急性、慢性贫血;

1.2.3 按红细胞形态分为大细胞性贫血、正常细胞性贫血、小细胞性贫血和小细胞低色素性贫血;

1.2.4 按 Hb 浓度分为轻度、中度、重度和极重度贫血;

1.2.5 按骨髓红系增生情况分为增生不良性贫血(如再生障碍性贫血)和增生性贫血(除再生障碍性贫血以外的贫血)。

贫血的细胞形态学分类如表 2-2。

表 2-2 贫血的细胞形态学分类

| 类型 | MCV(fL) | MCH(pg) | MCHC(g/L) |
|---|---|---|---|
| 大细胞性贫血(巨幼细胞贫血) | >100 | >34 | 320～360 |
| 正常细胞性贫血(急性失血、双相性贫血、再生障碍性贫血) | 80～100 | 27～34 | 320～360 |
| 小细胞性贫血(慢性炎症性贫血、尿毒症) | <80 | <27 | 320～360 |
| 小细胞低色素性贫血(缺铁性贫血、地中海贫血、慢性失血性贫血) | <80 | <27 | <320 |

## 1.3 贫血对妊娠的影响

由于妊娠期血容量增加(主要是以血浆增加较多,而红细胞增加相对较少),可出现生理性血液稀释。一般来说,从孕16周开始,Hb浓度会逐渐下降,到孕24周达到最低点。分娩后Hb浓度会逐渐增加,分娩后约第42 d,Hb浓度可恢复至孕前水平。对于孕前已经存在贫血的孕妇,若没有及时纠正贫血状态,可能会导致妊娠期症状加重。

妊娠合并贫血可以增加母体妊娠期高血压、胎膜早破、产褥感染和产后抑郁的发生风险,还可以增加胎儿生长受限、胎儿缺氧、羊水减少、早产、死胎、死产、新生儿窒息、新生儿缺血缺氧性脑病的发生风险。

## 1.4 贫血孕优指导建议

1.4.1 贫血夫妇双方均应进一步检查,明确病因,对症治疗;

1.4.2 中度以上的贫血(Hb<90 g/L)的女性,应纠正贫血后再妊娠;

1.4.3 重度贫血(Hb = 30~59 g/L)和极重度贫血(Hb<30 g/L)女性不宜妊娠;

1.4.4 调整饮食、生活习惯,多摄入含铁量丰富的食物,如红色肉类、鱼类及禽类等;

1.4.5 对贫血原因不明或者经过铁剂补充治疗后贫血仍未纠正者,应转诊至血液内科专科进行诊治;

1.4.6 贫血纠正后怀孕者,孕期应适当加强营养并定期监测,继续注意防治贫血。

## 2．原发免疫性血小板减少症(ITP)

原发免疫性血小板减少症(ITP)又称特发性血小板减少性紫癜，是一种获得性自身免疫性出血性疾病，以无明确诱因的孤立性外周血血小板计数减少为主要特点。

该病发生的原因主要是由于血小板自身抗原免疫耐受性丢失，导致体液免疫和细胞免疫异常活化，共同介导机体血小板破坏加速、巨核细胞生成血小板不足，导致血小板计数减少。该病临床表现变化较大，无症状血小板减少、皮肤黏膜出血、严重的内脏出血、致命性的颅内出血均可能发生。

### 2.1　ITP诊断标准

目前ITP的诊断仍然是基于临床排除法，须排除其他原因所致的血小板减少。

2.1.1　至少连续2次检测血小板计数减少，外周血涂片镜检显示血细胞形态无明显异常。

2.1.2　体检脾脏一般不增大。

2.1.3　骨髓检查巨核细胞数正常或增多，伴有成熟障碍。

2.1.4　需排除其他继发性血小板减少症。

2.1.5　诊断ITP的特殊实验室检查。

2.1.6　血小板糖蛋白特异性自身抗体：对抗体介导的免疫性血小板减少症有较高的特异性。

2.1.7　血小板生成素(TPO)：可鉴别ITP(TPO水平正常)与再生障碍性贫血或骨髓增生异常综合征(TPO明显升高)。

## 2.2　ITP 对妊娠的影响

妊娠合并 ITP 的年发病率约为 8/10 万,该病病情复杂多变,常随妊娠进展而加重。多数妊娠合并 ITP 患者没有出血症状,而有出血症状者,90%表现为轻中度的皮肤或黏膜出血。

妊娠合并 ITP 的诊断与非妊娠患者类似,此外,还须鉴别妊娠相关的血小板减少症(如妊娠期血小板减少症、子痫前期、HELLP 综合征等)。当孕妇血小板减少且有可疑 ITP 病史或者血小板计数 $<80\times10^9/L$ 时,应注意进一步排查妊娠合并 ITP 的可能,并在产科医师和血液科医师共同指导下进行治疗及分娩。

## 2.3　ITP 患者的孕优指导建议

2.3.1　所有血小板减少的患者均应至专科接受诊治,并在医生指导、评估下才能妊娠;

2.3.2　严重血小板降低的患者或者病情未缓解的患者,应避免妊娠;

2.3.3　当患者血小板计数 $<30\times10^9/L$ 时,有自发性颅内出血的风险,应立即住院接受治疗。

# 第三章

# 尿液常规检验

尿液是血液经肾小球滤过、肾小管和集合管的重吸收及排泌所产生的终末代谢产物。尿液成分的改变可以反映机体的代谢状况，并受机体各系统功能状态的影响。尿液检测可通过对人体尿液的成分和含量变化进行分析，反映泌尿、血液、内分泌、循环等系统的生理或病理改变，为临床诊疗提供重要信息。

## 一、检测指标

尿液常规检测是临床上最重要的检测项目之一，主要包括尿液理学检验、尿液化学检验和尿液有形成分检验等内容。本章节主要介绍尿液化学检验（尿液干化学检测）和尿液有形成分检验（尿液沉渣检测）。

尿液干化学检测通常包括尿液比重、酸碱度（pH 值）、蛋白质、葡萄糖、隐血、白细胞酯酶、酮体、尿胆原和尿亚硝酸盐等。

尿液沉渣检测主要包括尿中有形成分检测,如红细胞、白细胞、上皮细胞、管型和结晶等。

一般情况下,上述指标均为阴性或在正常范围内,阳性或超出范围则为异常。

## 二、标本采集注意事项

尿液常规检测,常采集随机尿标本。尿标本需在采集后 2 h 内完成检测。为避免尿标本污染造成检验结果有误,需要正确留取尿检标本:

1. 留取清洁中段尿。女性取样时应避开阴道口,弃去前段尿和末段尿,留取清洁中段尿。

2. 留取尿标本后,尽快送检。尿液放置几小时后,可能会出现葡萄糖降解、细胞破坏等情况,影响结果的准确性。

3. 尿葡萄糖检测结果与饮食有关,可空腹或者进食 1~2 h 后再留取尿标本,以避免食物导致的暂时性尿糖增高。

4. 女性检查时,应避开经期采集尿液进行检测;若怀疑尿液被白带污染,应重新留取尿标本。

# 三、尿液干化学检测

尿液干化学检测的结果分析见表 3-1。

**表 3-1 尿液干化学分析参考区间和临床意义**

| 项目 | 参考区间 | 临床意义 |
|---|---|---|
| 比重 | 1.003～1.035 | ↑ 见于急性肾炎、蛋白尿、高热、休克、脱水、糖尿病等<br>↓ 见于慢性肾小球肾炎、肾功能不全、尿崩症等 |
| pH 值 | 4.5～8.0 | ↑ 见于代谢性碱中毒、膀胱炎、服用碱性药物等<br>↓ 见于代谢性酸中毒、糖尿病酮症酸中毒、痛风、服用酸性药物等 |
| 白细胞酯酶 | 阴性 | 阳性提示泌尿系统感染,如急性或慢性肾盂肾炎、膀胱炎等 |
| 隐血 | 阴性 | 阳性见于肾炎、泌尿系统肿瘤、疟疾、严重烧伤、创伤、"行军性"肌红蛋白尿、原发性肌肉疾病以及代谢性疾病等 |
| 蛋白质 | 阴性 | 阳性见于急慢性肾小球肾炎、糖尿病肾病、肾病综合征、间质性肾炎、肾静脉血栓以及重金属中毒等 |
| 葡萄糖 | 阴性 | 阳性见于糖尿病、肾性糖尿病、甲亢、肢端肥大症等 |
| 酮体 | 阴性 | 阳性见于酸中毒、糖尿病、呕吐、腹泻等 |
| 胆红素 | 阴性 | 阳性见于肝细胞性黄疸、梗阻性黄疸、溶血性黄疸等 |
| 尿胆原 | 正常或弱阳性 | 阳性见于溶血性黄疸、黄疸型肝炎、肝淤血、中毒性肝炎、肠梗阻等。可用于不同类型黄疸的鉴别诊断 |
| 亚硝酸盐 | 阴性 | 阳性提示泌尿系统感染,如膀胱炎、肾盂肾炎 |
| 维生素 C | 阴性 | 用于判断其他指标的结果准确性是否受到维生素 C 的干扰 |

## 1. 比重

成人尿液比重参考区间为 1.003～1.035,低于或高于此范围即为异常。

尿液比重的大小与尿量多少有关,一般情况下,尿量越多,尿液比重就越小。尿量较少时,尿液比重可升高,常见于急性肾炎、蛋白尿、高热、休克、脱水等;尿量多,同时尿液比重升高,常见于糖尿病。

尿液比重降低,常见于慢性肾小球肾炎、肾功能不全、尿崩症等。

### 2．pH 值

随机尿液 pH 值参考区间为 4.5～8.0。正常尿液呈中性或弱酸性。

尿液 pH 值降低,常见于代谢性酸中毒、糖尿病酮症酸中毒、痛风等。尿液 pH 值升高,常见于代谢性碱中毒、膀胱炎等。肾小管性酸中毒时,肾脏无力排酸,尿液 pH 值也可升高。

### 3．白细胞酯酶

白细胞酯酶是中性粒细胞胞质内含有的一种特异性酯酶,检测白细胞酯酶活性可以间接推算出中性粒细胞的数量。尿液中白细胞酯酶阳性,表明尿液中白细胞数量$>20$ 个$/\mu L$。

尿液白细胞酯酶主要用来判断是否存在泌尿系统感染,如急性和慢性肾盂肾炎、膀胱炎等。泌尿系统感染是妊娠期较常见的一种合并症,若尿液白细胞酯酶阳性增强,并伴发腰痛、尿频、尿急以及尿痛等症状,应警惕泌尿系统感染的发生,并及时治疗。

### 4．隐血

尿液隐血主要用来检查尿液中是否存在血红蛋白和肌红蛋白,即确定是否存在血尿。正常情况下是阴性。

临床上有两种情况可为阳性:尿液中血红蛋白过多,常见于肾炎、泌尿系统肿瘤、疟疾以及严重烧伤等;尿液中肌红蛋白过多,常见于创伤、"行军性"肌红蛋白尿、原发性肌肉疾病以及代谢性疾病等。

### 5．蛋白质

正常人尿液没有或仅有少量蛋白质(含量不超过 100 mg/L),

结果应为阴性。当尿蛋白含量超过 100 mg/L 或 150 mg/24 h 时，称为蛋白尿。

剧烈运动、发热、低温刺激、精神紧张等应激状态下以及妊娠期，可能出现生理性的轻度蛋白尿。除生理性原因外，若尿中持续存在蛋白质，则为异常。蛋白尿分为肾小球性蛋白尿和肾小管性蛋白尿，前者见于急性肾小球肾炎、慢性肾小球肾炎、糖尿病肾病和肾病综合征等；后者最常见于各种原因引起的间质性肾炎、肾静脉血栓以及重金属中毒等。

### 6. 葡萄糖

正常成人尿液中不含或仅含微量葡萄糖，检测结果应为阴性。

尿液葡萄糖阳性多见于糖尿病、肾性糖尿病等。此外，也可能是短期大量进食含糖量丰富的水果或饮料，造成血糖超过了肾吸收能力，从而出现尿液葡萄糖阳性。

如果持续出现尿液葡萄糖阳性或者伴有糖尿病症状时，应结合空腹血糖检测及糖耐量试验等结果明确诊断。尿液中如果存在维生素 C 和阿司匹林会影响尿液葡萄糖结果，因此检测前 24 h 要停服维生素 C 和阿司匹林。

### 7. 酮体

正常情况下人体由糖类供能，当糖类摄入不足或利用障碍时，脂肪被分解提供能量，产生的大量酸性代谢产物即为酮体。尿液酮体检测结果应为阴性。

女性妊娠后若尿液酮体为阳性，提示可能存在妊娠糖尿病、机体能量摄入不足或者碳水化合物摄入不足，以及因妊娠反应剧烈呕吐或进食不足导致的酮症酸中毒等,需进一步检查。酮体可通过胎盘影响胎儿,长时间大量酮体会增加胎儿宫内缺氧的发生风险。因此,如果尿液中出现酮体,应积极查找原因,尽早治疗。

### 8. 胆红素

尿液胆红素是评价肝细胞损伤和鉴别黄疸的重要指标,对相关疾病的诊断和预后具有重要意义。正常情况下为阴性。

尿液胆红素检测结果如为阳性,提示可能存在:肝胆石症、胆道肿瘤、胆道蛔虫、胰头癌等引起的梗阻性黄疸;肝癌、肝硬化、急慢性肝炎、肝细胞坏死等导致的肝细胞性黄疸;错误输血、药物中毒、严重感染等导致的溶血性黄疸。

### 9. 尿胆原

正常人尿液中有时会含有少量的尿胆原,参考区间为正常或弱阳性。

尿胆原阳性,常见于溶血性黄疸、黄疸型肝炎、肝淤血、中毒性肝炎、肠梗阻等。此外,也可与尿胆红素联合,用于不同类型黄疸的鉴别诊断:肝细胞性黄疸尿胆原为阳性,溶血性黄疸尿胆原为强阳性,而梗阻性黄疸尿胆原为阴性。

### 10. 亚硝酸盐

具有硝酸盐还原酶的病原微生物感染泌尿道时,这些病原菌可将尿液中的硝酸盐还原为亚硝酸盐,因此尿液亚硝酸盐是诊断泌尿道感染的一个重要指标。正常情况下为阴性。

尿液亚硝酸盐阳性,提示可能存在大肠杆菌、变形杆菌、产气杆菌以及绿脓杆菌等引起的泌尿系统感染,如膀胱炎、肾盂肾炎。此外,亚硝酸盐食物中毒者,其尿及呕吐物的亚硝酸盐检测结果均为强阳性。

### 11．维生素 C

正常尿液中维生素 C 含量很少,结果应为阴性。

维生素 C 检测主要用于判断尿常规其他指标检测结果的准确性是否受到维生素 C 的干扰。如果尿液中维生素 C 含量过高,可能会使检测原理为氧化还原反应的指标受到影响,从而导致假阴性,如影响尿液葡萄糖、隐血、胆红素、亚硝酸盐等指标的准确性。

## 四、尿液有形成分检测(尿液沉渣检测)

### 1．尿沉渣红细胞

尿沉渣红细胞检测是用显微镜计数尿样中红细胞的数量,结果以每个显微镜高倍视野下的红细胞个数(RBC/HPF)表示,也可以用每微升样品中的红细胞个数表示(RBC/μL)。

1.1 参考区间

镜检法正常值:混匀一滴尿 RBC 为 0~偶见/HPF,离心尿 RBC 为 0~3 个/HPF。

1.2 临床意义

检查尿沉渣中的红细胞可用于辅助诊断泌尿系统疾病、出血性疾病、胶原性及过敏性疾病、心血管疾病、泌尿系统邻近器官组织的疾病等。

### 2．尿沉渣白细胞

尿沉渣白细胞检测是用显微镜计数尿液中白细胞的数量,结果以每个显微镜高倍视野下的白细胞个数（WBC/HPF）表示，也可以用每微升样品中的白细胞个数表示（WBC/μL）。

### 2.1　参考区间

镜检法正常值：混匀一滴尿 WBC 为 0～3 个/HPF，离心尿 WBC 为 0～5 个/HPF。镜检超过 5 个/HPF 即为白细胞增多，称为镜下脓尿。

### 2.2　临床意义

检查尿沉渣中的 WBC 可用于辅助诊断泌尿系统感染及其早期筛查。有肾小球肾炎时，尿内白细胞可轻度增多。若发现大量白细胞，则表示泌尿系统有化脓性炎症，如肾盂肾炎、膀胱炎、尿道炎或肾结核等。肾移植后发生排斥反应、药物高度敏感的肾小管间质性疾病及其他生殖泌尿系统疾病，也可出现尿沉渣 WBC 异常。发热期和剧烈运动后也可见尿中白细胞增多。

### 3. 尿沉渣上皮细胞

正常人尿液中可出现少量扁平鳞状上皮细胞、尿路上皮细胞、肾小管上皮细胞。尿沉渣上皮细胞检测是用显微镜计数尿样中上皮细胞的数量，结果以每个显微镜高倍视野下的上皮细胞个数（上皮细胞数/HPF）表示。

### 3.1　参考区间

镜检法正常值：上皮细胞少见/HPF。

### 3.2　临床意义

尿沉渣中扁平鳞状上皮细胞增多，常见于尿道炎。尿沉渣中尿路上皮细胞增多，常见于肾盂肾炎、膀胱炎、肾盂结石以及输尿管结石等。当尿液中肾小管上皮细胞增多时,提示可能存在肾实质损害,如急性肾小球肾炎、急进性肾炎、肾小管坏死性病变、慢性肾盂肾炎以及肾移植术后急性排斥反应等。

### 4. 尿沉渣管型

管型是尿液中 Tamm-Horsfall(T-H)蛋白在肾小管内凝聚而成的。尿沉渣管型检测是用显微镜计数尿样中管型的数量,结果以每个显微镜低倍视野下的管型个数(管型个数/LPF)表示。

4.1　参考区间

镜检法正常值:透明管型为 0~偶见/LPF;其余各种管型均为 0 个/LPF。

4.2　临床意义

尿沉渣管型的种类及临床意义见表 3-2。

表 3-2　尿液中常见的管型种类及临床意义

| 种类 | 临床意义 |
| --- | --- |
| 透明管型 | 偶见于成人浓缩尿、剧烈运动后。重体力劳动,使用麻醉剂、利尿剂,发热时可一过性增多。在恶性高血压、急慢性肾小球肾炎、急性肾盂肾炎、慢性肾功能衰竭、肾病综合征等可大量出现 |
| 红细胞管型 | 提示肾实质性出血,特别是肾小球疾病。常见于急、慢性肾小球肾炎,急性肾小管坏死,肾移植排斥反应,狼疮性肾炎,肾梗死,肺出血-肾炎综合征 |
| 白细胞管型 | 提示肾实质炎性病变。以中性粒细胞为主时常见于急性肾盂肾炎、间质性肾炎、肾病综合征、狼疮性肾炎、急性肾小球肾炎;以淋巴细胞为主时多见于肾移植排斥反应 |
| 肾小管上皮细胞管型 | 提示肾小管损伤。见于急性肾小管坏死、中毒、肾移植术后排斥反应、肾淀粉样变,也见于肾小球肾炎等 |
| 脂肪管型 | 多伴有明显蛋白尿,还可伴随因挤压伤导致的脂肪破坏严重的急性损伤 |
| 颗粒管型 | 提示肾脏有实质性病变。常见于急慢性肾小球肾炎、肾病综合征、肾小球硬化症、药物中毒等,但发热和剧烈运动后也可偶见 |

| 种类 | 临床意义 |
|------|----------|
| 蜡样管型 | 提示肾小管严重坏死或肾单位慢性损害。多见于慢性肾小球肾炎晚期、慢性肾功能衰竭、肾淀粉样变性、肾移植慢性排斥反应等 |
| 血红蛋白管型 | 各种原因的溶血性疾病。常见于血型不符的输血反应、溶血反应、急性肾小管坏死、肾移植术后排斥反应 |
| 混合管型 | 同时含有 2 种以上有形成分，常见于肾小球肾炎和肾病综合征 |

## 5. 尿沉渣结晶

尿沉渣结晶是指尿中的磷酸盐、草酸钙和尿酸盐等结晶。尿沉渣结晶检测是用显微镜观察尿沉渣中是否存在结晶。

5.1 参考区间：正常人尿液中可见少量磷酸盐、草酸钙和尿酸盐等结晶。但是，尿液中长期大量存在结晶，可能会形成泌尿系统结石。

5.2 临床意义

生理性结晶多来自食物或机体盐类的正常代谢产物与钙、镁等离子结合生成的各种无机盐及有机盐，如草酸盐结晶、磷酸盐结晶。而病理性结晶是由于各种病理因素或某种药物在体内代谢异常而在尿液中出现的结晶，如亮氨酸结晶、胱氨酸结晶。常见种类见表 3-3。

表 3-3　尿液中常见的结晶种类、形态特点和临床意义

| 种类 | 形态特点 | 临床意义 |
|------|----------|----------|
| 草酸钙结晶 | 无色方形闪烁发光的八面体或信封状 | 大量出现并伴有红细胞，同时伴膀胱刺激征时，多为肾或膀胱结石的征兆 |
| 非晶形尿酸盐结晶 | 黄色或黄褐色颗粒状或小球形，可出现粉红或淡粉色沉淀 | 在低温、浓尿或酸性尿中较易析出沉淀。一般无临床意义 |
| 非晶形磷酸盐结晶 | 颗粒细小，肉眼可见灰白色浑浊沉淀 | 一般无临床意义，多见于素食者。多量且反复出现则易形成结石 |

| 种类 | 形态特点 | 临床意义 |
|---|---|---|
| 磷酸铵镁结晶 | 无色，呈信封样、棱柱状、羽毛状等多种形态 | 大量出现同时伴有细菌，提示存在泌尿系统感染 |
| 磷酸钙结晶 | 无色、薄、楔形或玫瑰花样，具有针状末端 | 长期出现，应排除甲亢、肾小管性酸中毒或长期卧床引起的骨质脱钙 |
| 尿酸结晶 | 淡黄、深黄或黄褐色，呈菱形、哑铃形、花瓣样及不规则形等 | 健康人偶见。食用含高嘌呤食物、痛风、淋巴瘤、白血病、结石等可见 |
| 胆红素结晶 | 深黄或红色，针状或呈束，也可呈短棒状、小球状 | 多见于各种黄疸、肝癌、肝硬化和有机磷中毒等 |
| 胱氨酸结晶 | 无色，大小不等，不对称六边形薄片状，边缘清晰，折光性强 | 见于遗传性胱氨酸尿症，严重肝病、风湿病或梅毒；大量出现可导致肾或膀胱结石等 |
| 亮氨酸结晶 | 黄褐色，圆盘状、球状，有同心环、辐射状条纹或年轮状，折光性强 | 见于严重肝病、急性肝坏死，还可见于组织大量坏死性疾病、急性磷中毒、糖尿病昏迷、白血病、伤寒等 |
| 酪氨酸结晶 | 略带棕色或黑色的细针状、束状、团状或羽毛状 | 罕见于高酪氨酸尿症、遗传性酪氨酸代谢症、氨基酸代谢受损的肝病等 |
| 胆固醇结晶 | 无色，缺角板状，可单独出现，也可聚集成堆 | 见于膀胱炎、肾盂肾炎、乳糜尿、严重泌尿道感染、肾病综合征等 |
| 磺胺类药物结晶 | 磺胺嘧啶结晶呈黄色至褐色针束状结晶；磺胺甲基异噁唑结晶呈棕色，玫瑰花样或球形，有不规则辐射状条纹 | 伴随磺胺类药物的抗感染治疗而出现，与用药过量有关。磺胺类结晶在尿中并不常见，引起的肾脏损害也不常见 |

# 五、报告审核注意事项

尿液常规检验在临床运用广泛，但在检查过程中易受到多种因素的影响，如女性尿液受到白带、经血污染时结果可能会呈假阳性。因此，尿常规检测结果审核时需注意以下方面：

1. 当尿液检验采用干化学单独分析时,若检测结果中白细胞酯酶、亚硝酸盐、尿蛋白和隐血四项有一项为阳性,应镜检。

2. 混浊尿干化学法检测尿蛋白质结果为阴性时,应再用加热醋酸法或磺基水杨酸法复查,以免漏诊阳性结果。

3. 干化学法白细胞酯酶和亚硝酸盐阳性时,宜采用病原微生物学检查来排除尿路感染可能,采用显微镜检查法来确认菌尿或白细胞尿。

4. 镜检存在异常上皮细胞时,宜做细胞病理学检查来确认结果。

5. 当干化学白细胞酯酶(＋)、镜检白细胞(－)时,应排查是否存在镜检假阴性,如标本未及时送检、未及时检测导致的白细胞破坏。

6. 淋巴细胞和单核细胞中不含白细胞酯酶,故尿液中白细胞为这两种细胞时,干化学白细胞酯酶呈阴性。

7. 当干化学隐血(＋)、镜检红细胞(－)时,应排查是否存在镜检假阴性,如标本未及时送检、未及时检测导致的红细胞破坏。此外,当尿中含有肌红蛋白时,也可使干化学隐血(＋),而镜检(－)。

8. 应时刻注意高浓度的维生素 C 对隐血、胆红素、葡萄糖、亚硝酸盐试验产生的负干扰,必要时复查。

9. 酸性或碱性药物可使尿液 pH 值发生变化,需注意排查日常用药。

不同实验室对尿液有形成分的形态描述、名称术语与结果报告不尽一致,可参照中华医学会检验分会血液学与体液学学组撰写的

《尿液检验有形成分名称与结果报告专家共识》。

# 六、实验室分析路径

尿常规检测分析路径见图 3-1。

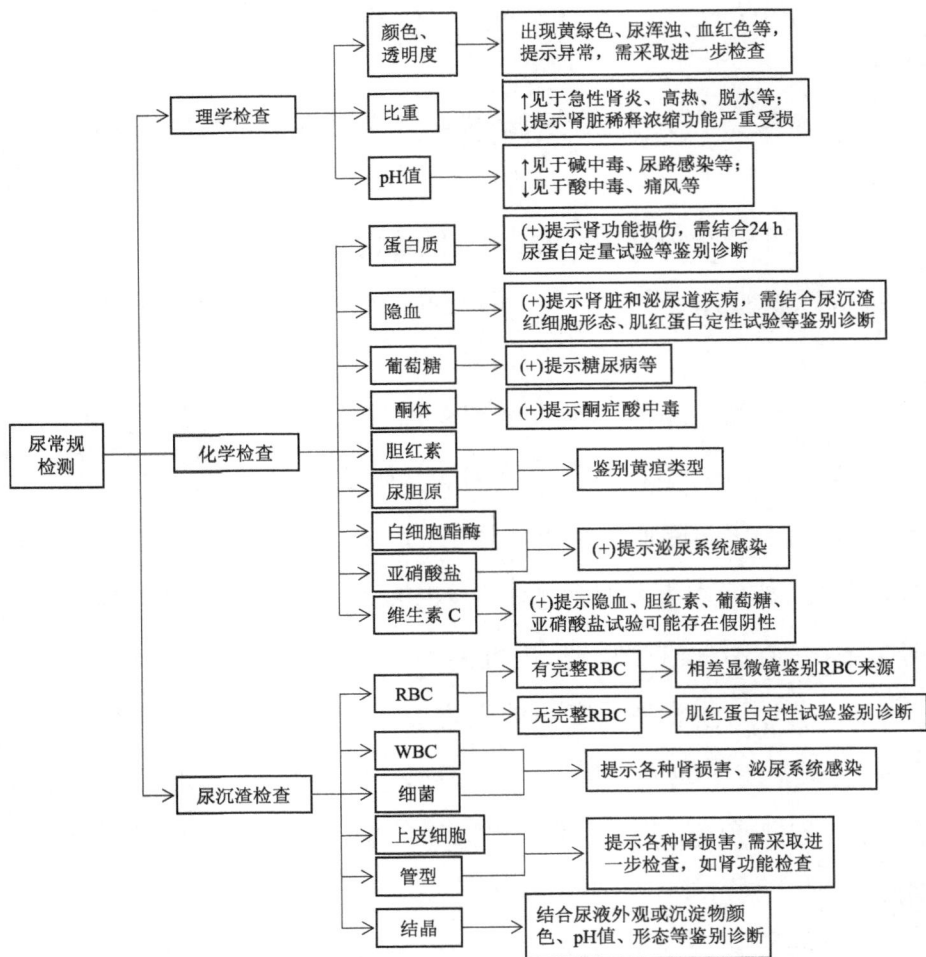

**尿常规检测**

**理学检查**
- 颜色、透明度 → 出现黄绿色、尿浑浊、血红色等，提示异常，需采取进一步检查
- 比重 → ↑见于急性肾炎、高热、脱水等；↓提示肾脏稀释浓缩功能严重受损
- pH值 → ↑见于碱中毒、尿路感染等；↓见于酸中毒、痛风等

**化学检查**
- 蛋白质 → (+)提示肾功能损伤，需结合24 h尿蛋白定量试验等鉴别诊断
- 隐血 → (+)提示肾脏和泌尿道疾病，需结合尿沉渣红细胞形态、肌红蛋白定性试验等鉴别诊断
- 葡萄糖 → (+)提示糖尿病等
- 酮体 → (+)提示酮症酸中毒
- 胆红素 → 鉴别黄疸类型
- 尿胆原 → 鉴别黄疸类型
- 白细胞酯酶 → (+)提示泌尿系统感染
- 亚硝酸盐 → (+)提示泌尿系统感染
- 维生素C → (+)提示隐血、胆红素、葡萄糖、亚硝酸盐试验可能存在假阴性

**尿沉渣检查**
- RBC → 有完整RBC → 相差显微镜鉴别RBC来源；无完整RBC → 肌红蛋白定性试验鉴别诊断
- WBC、细菌 → 提示各种肾损害、泌尿系统感染
- 上皮细胞、管型 → 提示各种肾损害，需采取进一步检查，如肾功能检查
- 结晶 → 结合尿液外观或沉淀物颜色、pH值、形态等鉴别诊断

图 3-1 尿常规检测分析路径

## 七、孕前优生指导建议

女性怀孕后，肾脏负担增加，如果孕前存在肾脏疾病，病情可能会随着妊娠而加重，从而影响母儿健康。女性在怀孕之前和怀孕期间进行尿常规检测，可以尽早发现影响母儿健康的疾病，提高孕育质量。

1. 当尿液发生改变（尿色异常、尿量异常或排尿异常），尿中泡沫增多，伴有晨起眼睑水肿、乏力、腰部胀痛或血压增高等时，需要到医院进行肾脏疾病的相关检查。

2. 孕前出现尿蛋白阳性，首先要判断蛋白尿是否为生理性，在剧烈运动、体位改变、发热以及寒冷时也会出现的一过性轻度蛋白尿，也称为功能性蛋白尿。如果是非生理性，应引起足够重视，结合疾病史、家族史、血压及辅助检查，及时查明原因，尽早干预。

3. 若尿隐血为阳性，还需进一步检查尿中是否出现红细胞增多的情况。如尿中红细胞增多、隐血阳性提示可能存在肾结石、肾炎、肾盂肾炎、膀胱肿瘤和尿路感染等泌尿系统疾病，需排查病因，及早治疗和干预。

4. 尿液中白细胞增多，需排除女性外阴污染或白带混入尿液，如伴发腰痛、尿频、尿急以及尿痛等症状，应警惕泌尿系统感染（如急性和慢性肾盂肾炎、膀胱炎等）的发生，及时治疗。

5. 尿液中出现葡萄糖阳性，首先需排除短期大量进食含糖量丰富的水果或饮料造成的一过性尿糖阳性，结合空腹血糖及糖耐量实验等结果明确诊断,及早干预。

　　总之,尿液常规检查中出现异常结果,需在医生的指导下进行全面检查,了解既往及目前疾病的状况,及早采取有效的诊治措施。待无临床症状或体征后,在专科医生指导下决定能否妊娠、何时妊娠。

# 第四章

# 阴道分泌物检验

阴道分泌物检验俗称白带常规检测,是通过检测女性生殖道是否存在内环境改变或感染来辅助诊断阴道炎症的基本项目,常用于雌激素水平的判断和女性生殖系统炎症、肿瘤的诊断及性传播疾病的检查,检查内容包括理学检查、形态学检查和化学检查。

## 一、检查内容

### 1. 理学检查

阴道分泌物理学检查包括分泌物性状和 pH 值。性状易受取样和运送的影响,建议由临床医生在进行妇科检查时观察并记录。pH 值也可由临床医生在床旁利用干拭子擦拭阴道侧壁,在精密 pH 试纸上滚动进行检测。宫颈黏液、精液、血液或预湿拭子会影响阴道分泌物 pH 值。

### 2. 形态学检查

湿片法主要观察上皮细胞、白细胞、线索细胞、杆菌、球菌、真菌/假丝酵母菌、阴道毛滴虫等细胞和病原微生物;革兰氏染色法较易辨别不同的细胞和病原微生物,可进行阴道微生态评价,也是细菌性阴道病实验室诊断的参考方法。

阴道分泌物湿片显微镜下观察,根据不同细胞、细菌的数量将阴道清洁度分为4个等级:Ⅰ度、Ⅱ度、Ⅲ度、Ⅳ度(判断标准详见表4-1)。

表4-1　阴道清洁度判断标准

| 清洁度 | 杆菌 | 球菌 | 白细胞或脓细胞 | 上皮细胞 | 临床意义 |
|---|---|---|---|---|---|
| Ⅰ度 | 多 | 无 | 0~5 个/HPF | 满视野 | 正常 |
| Ⅱ度 | 中 | 少 | >5~≤15 个/HPF | 1/2 视野 | 正常 |
| Ⅲ度 | 少 | 多 | >15~≤30 个/HPF | 少量 | 提示阴道炎 |
| Ⅳ度 | 无 | 大量 | >30 个/HPF | 无 | 提示阴道炎 |

注:HPF 为高倍视野。

### 3. 化学检查

阴道分泌物化学检查包括胺试验、唾液酸苷酶、过氧化氢和白细胞酯酶等试验。

## 二、标本采集要求

1. 常规阴道分泌物检验应避免采集宫颈黏液,以免引起酸碱度(pH 值)改变。建议于阴道侧壁上 1/3 处旋转采集阴道分泌物,以能清晰地看到分泌物附着在拭子上为准。

2. 标本采集前 24~48 h 内避免性交、盆浴、阴道灌洗、阴道内用药、使用阴道润滑剂等。

3. 月经期禁止进行阴道分泌物检查。

4. 标本采集容器和器材要清洁干燥,标本采集后要防止污染。

5. 检查滴虫时,标本采集后应注意保温,并立即送检。

## 三、临床意义

1. 假丝酵母菌阳性,提示外阴阴道假丝酵母菌病(vulvovaginal candidiasis,VVC)。

2. 滴虫阳性,提示滴虫性阴道炎(trichomonas vaginitis,TV)。

3. 线索细胞阳性,提示细菌性阴道病(bacterial vaginosis, BV)。

4. 胺试验阳性,提示细菌性阴道病(BV)。

5. 清洁度为Ⅲ或Ⅳ度,提示阴道炎。

6. pH 值>4.5,提示阴道炎。

7. 线索细胞或滴虫可疑,建议复查。

## 四、常见疾病及对妊娠的影响

### (一) 细菌性阴道病

细菌性阴道病(BV)是阴道内正常菌群失调所致,以带有鱼腥臭味的稀薄灰白色阴道分泌物增多为特征的内源性混合感染性疾病,可伴有轻度外阴瘙痒或烧灼感,但无阴道黏膜充血或红斑等炎症表现。

## 1. 诊断标准

### 1.1 Amsel 标准

Amsel 标准是细菌性阴道病（BV）诊断的临床标准。下列 4 项临床特征中至少有 3 项阳性（多数认为线索细胞阳性为必备条件）。

1.1.1 线索细胞阳性（线索细胞数量＞阴道上皮细胞总量的 20%）；

1.1.2 胺试验阳性；

1.1.3 阴道分泌物 pH 值＞4.5；

1.1.4 阴道分泌物呈均质、稀薄、灰白色。

### 1.2 革兰氏染色 Nugent 评分标准

革兰氏染色 Nugent 评分标准是细菌性阴道病（BV）实验室诊断的参考方法。Nugent 评分总分为 10 分；评分 0～3 分为正常，4～6 分为细菌性阴道病（BV）中间态（过渡态），≥7 分可诊断为 BV。见表 4-2。

表 4-2　革兰氏染色 Nugent 评分标准

| 评分 | 乳杆菌数量 | 加德纳菌及其他类杆菌 | 革兰阴/阳性弯曲杆菌 |
| --- | --- | --- | --- |
| 0 分 | 4 + | 0 | 0 |
| 1 分 | 3 + | 1 + | 1 + 或 2 + |
| 2 分 | 2 + | 2 + | 3 + 或 4 + |
| 3 分 | 1 + | 3 + | - |
| 4 分 | 0 | 4 + | - |

注：评分标准基于 1 个油镜视野下细菌的平均数量；总得分＝乳杆菌评级＋阴道加德纳菌及其他类杆菌评级＋弯曲杆菌评级；0：未见细菌；1＋：＜1 个细菌；2＋：1～4 个细菌；3＋：5～30 个细菌；4＋：＞30 个细菌；－：无该等级标准。

### 1.3 干化学检查

唾液酸苷酶为厌氧菌代谢产物,联合形态学检查结果辅助诊断细菌性阴道病。

### 2. 对妊娠的影响

细菌性阴道病是育龄期女性最常见的阴道感染性疾病之一,可增加盆腔炎症性疾病、妇科手术后感染、不孕的发生风险,严重危害女性生殖健康。

女性妊娠后如患有细菌性阴道病,则会增加流产、早产、胎膜早破、新生儿感染以及产褥感染等的发生风险。

### 3. 孕前优生指导建议

细菌性阴道病患者应在治愈后妊娠。

### (二) 外阴阴道假丝酵母菌病

外阴阴道假丝酵母菌病(VVC)是由假丝酵母菌感染引起的常见外阴炎症,俗称真菌性阴道炎或霉菌性阴道炎。其主要症状为外阴瘙痒、灼痛、性交痛和阴道分泌物增多,分泌物白色黏稠,呈豆腐渣状或凝乳样。妇科检查可见外阴红斑、水肿,严重者可见皮肤皲裂、表皮脱落。

### 1. 诊断标准

有阴道炎症状体征者,具备下列两项之一可做出诊断:

1.1 阴道分泌物湿片显微镜检查见到假丝酵母菌芽生孢子、假菌丝;

1.2 阴道分泌物真菌培养显示假丝酵母菌阳性。

### 2. 对妊娠的影响

女性妊娠后患有外阴阴道假丝酵母菌病,可导致宫内感染、早产、胎膜早破、低体重儿、流产、死胎以及假丝酵母菌性肺炎等疾病。

### 3．孕前优生指导建议

育龄女性如患有外阴阴道假丝酵母菌病，建议治疗后复查，镜检阴性后方可妊娠。

### （三）　滴虫阴道炎

滴虫阴道炎（TV）是由阴道毛滴虫引起的一种常见阴道炎症，也是常见的性传播疾病之一。其主要症状表现为阴道分泌物增多伴外阴瘙痒，或出现灼热、疼痛、性交痛等；分泌物灰黄色、黄白色呈脓性，若合并其他感染则呈黄绿色，其典型特点为稀薄脓性、泡沫状、有异味。

### 1．诊断标准

滴虫阴道炎的诊断主要依据临床特征和实验室检查，包括典型临床症状、显微镜下活动的阴道毛滴虫、核酸扩增试验、阴道毛滴虫培养及阴道毛滴虫抗原检测等。根据典型的临床症状容易诊断，在阴道分泌物中找到滴虫即可确诊。

滴虫阴道炎感染者阴道清洁度常为Ⅲ度或Ⅳ度，主要为Ⅳ度；阴道分泌物 pH 值＞5.0(5.0～6.5)。干化学检查：乙酰氨基葡萄糖苷酶阳性或弱阳性，胺试验、过氧化氢测定、唾液酸苷酶、白细胞酯酶、β-葡萄糖醛酸酶以及脯氨酸氨基肽酶均为阴性。

### 2．对妊娠的影响

女性妊娠后感染滴虫，易发生胎膜早破、早产，还可增加低出生体质量儿、新生儿肺炎、新生儿滴虫感染、新生儿脑脓肿或新生儿死亡等发生风险。

### 3．孕前优生指导建议

滴虫阴道炎患者建议治疗后复查,镜检阴性方可妊娠且夫妇需同治以防交叉感染。

## 五、实验室分析路径

阴道分泌物检查分析路径见图 4-1。

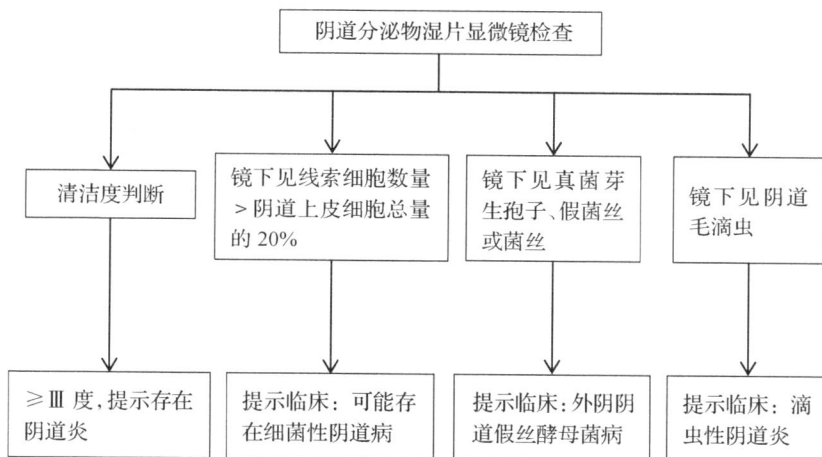

```
                    ┌─────────────────────────┐
                    │  阴道分泌物湿片显微镜检查  │
                    └─────────────────────────┘
        ┌────────────┬──────────────┬──────────────┬──────────────┐
  ┌──────────┐ ┌──────────────┐ ┌──────────────┐ ┌──────────────┐
  │ 清洁度判断 │ │镜下见线索细胞数量│ │镜下见真菌芽  │ │镜下见阴道    │
  │          │ │＞阴道上皮细胞总量│ │生孢子、假菌丝 │ │毛滴虫        │
  │          │ │的 20%        │ │或菌丝        │ │              │
  └──────────┘ └──────────────┘ └──────────────┘ └──────────────┘
  ┌──────────┐ ┌──────────────┐ ┌──────────────┐ ┌──────────────┐
  │≥Ⅲ度,提示存在│ │提示临床:可能存│ │提示临床:外阴阴│ │提示临床:滴  │
  │阴道炎      │ │在细菌性阴道病 │ │道假丝酵母菌病 │ │虫性阴道炎    │
  └──────────┘ └──────────────┘ └──────────────┘ └──────────────┘
```

图 4-1　阴道分泌物检查分析路径

## 六、附

### 1．阴道分泌物检验三级报告模式

阴道分泌物检验结果报告推荐采用三级报告的模式,实验室可根据具体情况酌情选用。

## 1.1 一级报告：描述性报告

一级报告为描述性，根据医嘱和实验室开展的检验项目进行报告，可包括形态学检查、化学检查和阴道微生态评价。如可行，可采用图文报告的形式。

## 1.2 二级报告：诊断建议

二级报告是将所有形态学、化学检查和阴道微生态评价结果进行综合报告，检验人员还可根据检验结果提供 1～2 个倾向性的诊断建议。如镜下查见真菌的芽生孢子或假菌丝时，提示可能为外阴阴道假丝酵母菌病（VVC）；查见阴道毛滴虫时，则提示存在滴虫性阴道炎（TV）。

## 1.3 三级报告：检验提示

根据所有检查结果，检验人员可为临床提供合理性的进一步的检验建议。当镜检结果与化学检查结果不符时，应以镜检结果为主，还可以建议通过培养法或核酸扩增检测等进行确诊试验。

## 2. 阴道分泌物自动化检测复检程序及专家共识

随着自动化和人工智能在医疗领域的应用，阴道分泌物自动化检测仪器陆续进入临床。为确保检验结果的准确性，实验室应制定阴道分泌物自动化检测的复检程序。

## 2.1 复检程序

阴道分泌物自动化检测在检验结果出现异常计数、警示标志、异常有形成分（如滴虫、真菌、异常细胞等）、形态学结果与标本性状不符（如豆渣样标本而真菌未检出等）、化学检测结果与形态学结果不一致等情况时，应对结果进行复检确认，复检方法可包括图片确认、视频确认、人工镜检等，必要时进行进一步检查，如革兰氏染色、巴氏染色显微镜检查等。

## 2.2 专家共识

**2.2.1** 实验室应制定阴道分泌物有形成分分析的复检程序。结果假阴性率应≤5%。

**2.2.2** 当仪器提供阴道微生态评价时，应进行人工确认。需氧菌性阴道炎（AV）诊断时需结合临床症状。

**2.2.3** 当检验结果与临床不一致时，应主动与临床进行沟通，必要时重新采集标本进行检测。

**2.2.4** 化学检测与形态学结果不一致时，最终报告以形态学结果为准。包括但不限于以下几种情况：

**2.2.4.1** 白细胞酯酶阳性，而白细胞阴性；白细胞酯酶阴性，而白细胞阳性。

**2.2.4.2** 唾液酸苷酶阳性，而线索细胞阴性；唾液酸苷酶阴性，而线索细胞阳性。

**2.2.4.3** 乙酰氨基葡萄糖苷酶阳性，而真菌和滴虫均为阴性；乙酰氨基葡萄糖苷酶阴性，而真菌阳性或滴虫阳性。

**2.2.4.4** 过氧化氢阳性，而乳杆菌大量；过氧化氢阴性，而乳杆菌数量过少（过氧化氢<2 $\mu$mol/L 为阳性）。

**2.2.4.5** $\beta$-葡萄糖醛酸酶阳性，而需氧菌性阴道炎评分（Donders 评分）低；$\beta$-葡萄糖醛酸酶阴性，而 Donders 评分高。

# 第五章

# 生殖道沙眼衣原体检验

沙眼衣原体是一类专性寄生在真核细胞内,具有独特发育周期的原核细胞型微生物,可在光学显微镜下进行观察。沙眼衣原体不仅可致眼部感染,还可引起泌尿生殖道感染、性病淋巴肉芽肿和其他器官感染,也可导致母婴传播。生殖道沙眼衣原体主要通过性接触传播,其临床过程常隐匿、症状轻微。

生殖道沙眼衣原体检测是用于诊断受检者是否存在生殖道沙眼衣原体感染的检查项目。常用的检测方法包括核酸检测、抗原检测和细胞培养等病原学检测。

## 一、标本采集

根据受检者的年龄、性别及临床表现决定标本采集的适合部位。临床标本采集后应立即送检。

### 1．尿液采集

采集首次晨尿或禁尿 1 h 后的尿液,采用无防腐剂、无菌的塑料器皿收集 10～20 mL 前段尿,该方法常用于核酸检测。

### 2．宫颈拭子

采样前用生理盐水湿润扩阴器,采用无菌棉拭子清除宫颈口外面的分泌物,将拭子插入宫颈管内 1～2 cm,稍微用力转动并停留 5～10 s 后取出。用细胞刷取样,插入宫颈管 1～1.5 cm,旋转数圈,停放数秒取出。孕妇不宜用细胞刷采样。

### 3．阴道拭子

对于青春期前的女孩,拭子应放置于阴道后穹隆 10～15 s,对于处女膜完整的幼女可采用男性拭子,通过处女膜孔采集阴道标本。

### 4．尿道拭子

#### 4.1 男性

取材之前 1 h 不可排尿,采用男性拭子插入尿道内 2～3 cm,轻轻转动 5～10 s 后取出。

#### 4.2 女性

可用手指自耻骨联合后沿女性尿道走向轻轻按摩尿道,拭子插入尿道内 2～3 cm,轻轻转动 5～10 s 后取出。

### 5．肛拭子

拭子插入肛管 2～3 cm,接触侧壁 10 s,从紧靠肛环边的隐窝中采集分泌物。

## 二、检测方法

### 1. 核酸检测

沙眼衣原体的核酸检测是通过扩增沙眼衣原体的靶基因来检测病原体。

核酸检测方法主要有实时荧光 PCR、链置换扩增技术、转录介导等扩增技术及基因测序技术等。核酸检测是目前沙眼衣原体检测敏感性和特异性较高的方法。

### 2. 抗原检测

沙眼衣原体抗原检测,包括直接免疫荧光法和免疫层析法,目前临床上应用较广泛,但该方法敏感性较低。

抗原检测原理是将标记的单克隆抗体与标本中的衣原体或衣原体脂多糖抗原结合。直接免疫荧光法可在显微镜下观察绿色荧光的衣原体或包涵体;免疫层析法通过观察颜色变化判断结果。

### 3. 细胞培养法

在适宜的培养条件下,沙眼衣原体侵入宿主细胞,培养 48～72 h 后,培养物经染色后在显微镜下观察细胞内是否有包涵体。

细胞培养法是沙眼衣原体检测的金标准,如有沙眼衣原体感染,培养物经染色后通过显微镜观察可看到包涵体。该方法的优点是特异度高,几乎为 100%,但因方法复杂难以在临床工作中推广应用。

# 三、检测注意事项

## 1. 核酸检测法

1.1 该法敏感性和特异性非常高，但易发生实验室污染导致假阳性，对试验条件和实验人员的分子生物学操作技术要求较高。

1.2 用于扩增的实验试剂，需避光保存避免反复冻融；试剂使用前应在室温下充分混匀进行瞬时离心；PCR 反应管反应前需瞬时离心。

1.3 PCR 的结果应该结合病史和治疗情况进行分析，必要时需重新取材或在另一部位取材检测。

## 2. 抗原检测法

2.1 直接免疫荧光法

2.1.1 标本采集后立刻制备标本片，制作涂片时拭子轻轻滚动且要涂布均匀；

2.1.2 使用的玻片应清洁，防止杂质引起的假阳性染色；

2.1.3 涂片边缘的浓集染色可能是由于荧光试剂干涸引起，会导致假阳性结果。

2.2 免疫层析法

2.2.1 拭子质量可能会影响结果，最好采用涤纶拭子；

2.2.2 试剂溶液均是腐蚀性液体，使用时需要注意安全；

2.2.3 质控线条带显示说明试验有效，若无显示，则需重复试验；

2.2.4 检测线的显色强度及速度与标本中衣原体脂多糖抗原量成正比，弱阳性显色较慢，应在规定时间内进行结果判读。

**3. 细胞培养法**

3.1 标本采集后尽快接种，24 h 内不能接种，应放置 -70℃ 冰柜保存。

3.2 棉拭子含有对衣原体生长有影响的物质，取材后立即将标本洗脱到运输培养基后，弃去拭子。

3.3 精液、尿液标本及使用阴道制剂和服用抗生素的患者不宜做衣原体培养。

3.4 单层细胞制备时如果细胞生长过密，包涵体染色过暗，则应降低培养中的细胞浓度。

3.5 细胞生长稀疏、条束化，不能成片或被污染时，则应重新复苏细胞培养。细胞传代次数超过 5 代不可进行培养实验。

3.6 培养基中胎牛血清质量对细胞生长影响很大，应选择质量合格的血清。

# 四、参考范围

1. 核酸检测参考范围：阴性。

2. 抗原检测参考范围：阴性。

3. 细胞培养参考范围：未见沙眼衣原体生长。

生殖道沙眼衣原体正常的检测结果为阴性或未见沙眼衣原体

生长。若生殖道沙眼衣原体筛查结果为阳性,提示生殖道沙眼衣原体感染;若生殖道沙眼衣原体筛查结果可疑,建议复查。

# 五、临床意义

### 1. 核酸检测

检测到沙眼衣原体阳性可作为沙眼衣原体感染的诊断依据;该检测用于临床判愈时,至少需在疗程完成后 3 周进行。

### 2. 抗原检测

沙眼衣原体抗原检测阳性可作为诊断沙眼衣原体感染的依据,但该方法敏感性较低,阴性结果不能排除沙眼衣原体感染的可能。

### 3. 细胞培养

培养后见沙眼衣原体生长可作为诊断沙眼衣原体感染的依据,但培养法灵敏度不高,因此临床标本未见沙眼衣原体生长时不能排除患者有生殖道沙眼衣原体感染。

# 六、报告审核

检查结果与临床表现不符,应复查送检标本,与临床医师联系,考虑是否另行采集标本复查,必要时查阅病历、查询被检查者相关情况。

# 七、实验室分析路径

沙眼衣原体检测分析路径见图5-1。

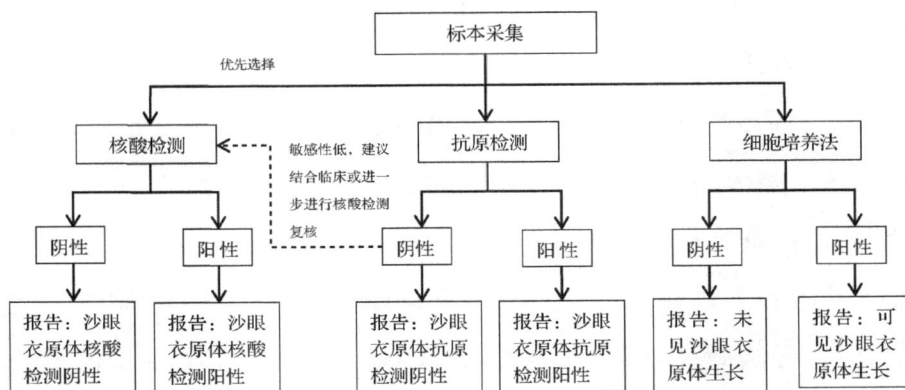

图5-1 沙眼衣原体检测分析路径

# 八、沙眼衣原体感染对妊娠的影响

沙眼衣原体感染可导致女性异位妊娠、急性盆腔感染、急性子宫内膜炎甚至不孕。妊娠期感染沙眼衣原体易引起早产、胎儿感染、胎膜早破,甚至导致流产。沙眼衣原体阳性的产妇在顺产过程中还可传染给新生儿,引起中耳炎、新生儿呼吸道感染、新生儿衣原体眼炎。

## 九、孕前优生指导建议

沙眼衣原体感染患者应在痊愈后妊娠，如果治疗的药物对胎儿有致畸作用，应停药 3～6 个月后妊娠。

**第六章**

# 淋球菌检验

淋球菌属于奈瑟菌属，又称淋病奈瑟菌。淋病是由淋球菌感染引起的一种常见的性传播疾病。淋球菌的主要微生物学特性包括革兰氏阴性球菌，无鞭毛，不产孢子，产氧化酶和触酶，一般成对存在（双球菌），显微镜下呈双肾形。淋球菌属于苛养菌，嗜二氧化碳，对培养基营养条件要求比较苛刻。淋球菌的唯一寄生宿主是人类，主要通过性接触传播，可引起尿道炎、宫颈炎、直肠炎、咽炎以及播散性淋病等。

## 一、标本采集

根据受检者的年龄、性别、性接触方式及临床表现决定标本采集的适合部位。临床标本采集后应注意立即送检。

**1. 尿道拭子**

1.1　男性：有脓性分泌物者可直接用拭子取尿道口脓性分泌

物;无明显脓性分泌物者,取材前 1 h 不应排尿,用男性采样拭子插入尿道 2～3 cm,以旋转方式轻轻转动并保留 5～10 s 后取出。

1.2　女性:可用手指自耻骨联合后沿女性尿道走向轻轻按摩尿道,用同男性相似的方法取材。

**2.宫颈拭子**

采样时先用经生理盐水湿润的阴道窥镜扩阴,用无菌棉拭子清除宫颈口外面的分泌物,再将女性取材拭子插入宫颈管内 1～2 cm,稍用力转动,并保留 5～10 s 后取出。

**3.阴道拭子**

用生理盐水湿润阴道窥器,轻轻按压子宫,打开窥器,将采样拭子放置于阴道后穹窿 10～15 s 采集阴道分泌物。

**4.肛拭子**

将采样拭子插入肛管 2～3 cm,接触侧壁 10 s,从紧靠肛环边的隐窝中采集分泌物。被粪便严重污染的拭子必须丢弃,更换拭子后重新取材。

**5.口咽拭子**

用压舌板固定舌头,用拭子越过舌根到咽后壁及扁桃体隐窝、侧壁等处,反复擦拭 3～5 次采集分泌物。

**6.眼结膜拭子**

翻开下眼睑,用拭子从眼角向中间轻轻擦拭下眼结膜表面采集分泌物。

**7.尿液**

尿液一般用于淋球菌的核酸检测。在采集尿液标本前患者应至少 1 h 没有排尿，用无菌、无防腐剂的塑料容器收集前段尿液 10～20 mL。24 h 以内检测的尿液，应放置于 4℃ 冰箱保存，超过 24 h 检测时，应冻存于 -20℃ 或 -70℃ 冰箱。

## 二、检测方法

常见的淋球菌实验室检测方法包括显微镜检查、培养法、核酸检测和抗原检测。

### 1. 显微镜检查

淋球菌显微镜检测的步骤，一般为采集标本后进行涂片、固定、革兰氏染色、干燥后镜检、结果判读。阳性患者标本经涂片、革兰氏染色后，镜下可见染成红色的革兰氏阴性双球菌，菌体呈肾形成对排列，凹面相对，直径为 0.6～0.8 $\mu m$。

显微镜检查法对有症状的男性急性淋菌性尿道炎患者标本的敏感性和特异性较高，对女性患者的标本敏感性较低。因此显微镜检查对于有症状的男性尿道拭子标本具有诊断价值，不推荐使用镜检法对其他类型的标本进行检测。

### 2. 培养法

淋球菌培养需在采集标本后及时接种，立即放置于 35～37℃、5%～10% $CO_2$ 以及湿润（70%湿度）的环境中，经过 24～72 h 分离培养后，通过氧化酶试验、糖发酵试验分别进行淋球菌的初步鉴定及确认鉴定。

淋球菌培养法是诊断淋病的"金标准"，有较高的敏感性和特异性,培养阳性后可进一步开展药敏试验以指导临床合理用药。但对于无症状感染和尿生殖道以外的标本,培养法的敏感性下降。同时,若标本经过了长时间运输,其检测阳性率也会下降。此外,选择性培养基(T-M培养基)所含的万古霉素可能会抑制部分万古霉素敏感淋球菌的生长。

### 3. 核酸检测

淋球菌核酸检测主要是通过扩增淋球菌特异性基因片段来检测淋球菌,目前主要检测技术为实时荧光 PCR。核酸检测阳性,结合临床表现和流行病学史,可作为泌尿生殖道部位淋球菌感染诊断依据。

淋球菌核酸检测具有很高的敏感性和特异性,并适用于多种类型标本的检测,尤其是非侵入性取材标本,如尿液标本、阴道标本。但是,由于核酸检测敏感性较高,菌株死亡后残留物在 2～3 周内仍可被检测出阳性结果,因此,在完成治疗后 3 周以上的核酸检测结果才可以用于临床判愈。

淋球菌核酸检测操作复杂、设备昂贵、质控要求高,因此在临床开展仍存在一定的局限性。

### 4. 抗原检测

抗原检测是基于抗原抗体结合的一种快速检测方法。鉴于目前尚无理想检测效能的抗原检测方法,临床上暂不推荐使用此方法检测淋球菌。如临床使用抗原检测,结果为阳性的标本需进一步采用培养法或核酸检测法复检。

# 三、参考范围

1. 显微镜检查法参考范围：未见革兰氏阴性双球菌。

2. 培养法参考范围：未见淋球菌生长。

3. 核酸检测参考范围：阴性。

4. 抗原检测参考范围：阴性。

# 四、检测结果报告

## 1. 显微镜检查法结果报告

1.1 根据淋球菌与白细胞的位置关系可以报告三种结果：

1.1.1 多形核白细胞内可见革兰氏阴性双球菌；

1.1.2 多形核白细胞外可见革兰氏阴性双球菌；

1.1.3 多形核白细胞内外未见革兰氏阴性双球菌。

1.2 如果仅在多形核白细胞外见到形态典型的革兰氏阴性双球菌，需要进一步培养确认。

## 2. 培养法结果报告

2.1 淋球菌培养 24～72 h 后，如有疑似淋球菌菌落，需进一步通过革兰氏染色、氧化酶或糖发酵试验等对菌株进行鉴定后再报告结果；

2.2 淋球菌初步鉴定中，氧化酶试验阳性标本结合革兰氏染色、菌落特征可以报告"初步鉴定疑似淋球菌生长"，氧化酶试验阴

性可报告"无淋球菌生长";

2.3 淋球菌确认鉴定中,淋球菌糖发酵试验阳性标本结合初步鉴定结果可报告"确认鉴定有淋球菌生长",淋球菌糖发酵试验阴性可报告"无淋球菌生长";

2.4 淋球菌培养72 h仍无淋球菌特征菌落生长可报告"无淋球菌生长"。

**3. 核酸检测结果报告**

根据核酸检测试剂盒的判读标准,进行结果判读。需注意泌尿生殖道外标本存在其他奈瑟菌交叉反应产生假阳性的可能性。

**4. 抗原检测结果报告**

抗原检测结果为阳性的标本需进一步采用培养法或核酸检测法复检。

# 五、实验室分析路径

淋球菌检测分析路径见图 6-1。

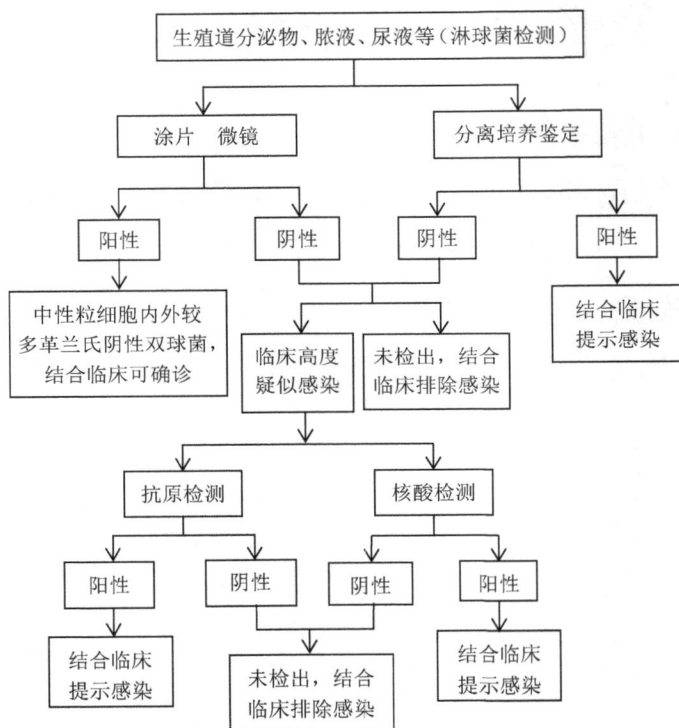

```
            生殖道分泌物、脓液、尿液等（淋球菌检测）
           ┌──────────────────┴──────────────────┐
        涂片 微镜                              分离培养鉴定
      ┌─────┴─────┐                          ┌─────┴─────┐
    阳性          阴性                       阴性          阳性
      │             │                         │             │
中性粒细胞内外较   临床高度    未检出，结合              结合临床
多革兰氏阴性双球菌，疑似感染    临床排除感染              提示感染
结合临床可确诊
                ┌──────┴──────┐
            抗原检测          核酸检测
          ┌─────┴─────┐    ┌─────┴─────┐
        阳性        阴性   阴性        阳性
          │           │     │           │
      结合临床      未检出，结合        结合临床
      提示感染      临床排除感染        提示感染
```

图 6-1　淋球菌检测分析路径

# 六、淋球菌感染对妊娠的影响

1. 在成年女性中,淋球菌感染临床症状不典型,通常在出现并发症如盆腔炎时才能被发现,以致形成输卵管瘢痕,引起不孕或异

位妊娠。

2. 孕妇感染淋球菌后可引起羊膜腔内感染,导致流产、早产、胎儿宫内发育迟缓,还易造成泌尿系统感染等。

3. 产妇感染淋球菌,在分娩时通过产道可感染新生儿,引起新生儿淋菌性眼结膜炎、新生儿淋菌性咽炎、新生儿败血症等;产后可发生淋菌性子宫内膜炎、淋菌性盆腔炎以及淋菌性败血症等,对产妇危害较大。

# 七、孕前优生指导建议

有淋球菌感染危险因素或临床症状的夫妇须在孕前进行淋球菌检查。孕前发现淋球菌感染,建议夫妇双方共同治疗,治愈后方可妊娠。治疗同时需采用屏障避孕,个人用品专用,防止交叉感染。淋球菌感染后的治疗原则是早期诊断、规范治疗(及时、足量、全程的抗生素治疗)。

# 八、附

## 1. 淋球菌培养的初步鉴定

### 1.1 氧化酶试验

淋球菌在生长过程中产生的氧化酶可以使氧化酶试剂发生颜色改变。具体检测方法:挑取培养后的可疑菌落,滴加氧化酶试剂,观察试剂的颜色变化。

氧化酶试验阳性，报告"初步鉴定疑似淋球菌生长"；氧化酶试验阴性，报告"无淋球菌生长"。

**2. 淋球菌培养的确认鉴定**

2.1 糖发酵试验

淋球菌分解葡萄糖时产酸，可使特定培养基中指示剂颜色发生变化。具体检测方法：挑取培养后分离出的单个疑似菌落，转种到特殊培养基，在一定条件下培养后观察培养基颜色变化。

糖发酵试验阳性，报告"确认有淋球菌生长"；糖发酵试验阴性，报告"无淋球菌生长"。

2.2 其他确认鉴定方法

2.2.1 组合鉴定系统

组合鉴定系统试剂盒是将碳水化合物利用试验和直接酶测定试验进行组合，用于奈瑟菌属的快速鉴定，也可作为淋球菌的确证方法。

2.2.2 基质辅助激光解吸电离飞行时间质谱（MALDI-TOF MS）

质谱技术已广泛用于病原体鉴定，MALDI-TOF MS 是基于微生物核糖体等高丰度稳定表达的特征蛋白指纹图谱，可对菌种进行快速鉴定。虽然 MALDI-TOF MS 检测设备比较昂贵，但单个反应的成本较低、检测速度快、操作简单，此方法可用于淋球菌的确证试验。

# 第七章

# 血型鉴定

血型是人类血液的主要特征之一,表达了血液各种成分的遗传多态性。根据血细胞各种抗原成分不同可分为不同的血型系统,包括红细胞血型系统、白细胞血型系统及血小板血型系统等。与临床关系最密切的是红细胞血型系统中的 ABO 血型系统及 Rh 血型系统。

血型鉴定是指利用红细胞表面的抗原抗体反应来确定血型类别。

## 一、检测指标

### 1. ABO 血型系统

ABO 血型系统是根据红细胞表面有无 A 抗原和(或)B 抗原,将血型分为 A 型、B 型、O 型、AB 型。

A 型血含有 A 抗原和抗 B 抗体;B 型血含有 B 抗原和抗 A 抗体;AB 型血含有 A 抗原和 B 抗原,无抗 A 和抗 B 抗体;O 型血含有抗 A 和抗 B 抗体,无 A 抗原和 B 抗原。

### 2. Rh 血型系统

常见的抗原有 D、C、c、E、e 五种,其中 D 抗原是五种抗原中免疫性最强的抗原,也是最具有临床意义的抗原,Rh 血型鉴定一般只做 D 抗原鉴定。

根据红细胞表面是否存在 D 抗原,Rh 血型可分为 RhD（＋）和 RhD（－）。红细胞表面含有 D 抗原则为 RhD（＋）,缺乏则为 RhD（－）。

# 二、标本采集注意事项

1. 使用抗凝管采集静脉血 2～3 mL;

2. 采血后立即上下颠倒混匀 5～10 次,动作要轻柔,避免溶血;

3. 采血后尽快送检。

# 三、ABO 血型鉴定方法

根据介质不同,ABO 血型鉴定方法可分为盐水介质、凝胶介质等方法,通过正反定型可确定 ABO 血型类型。见表 7-1。

### 1. 正向定型

用已知抗体的标准血清检查红细胞上未知抗原。

### 2. 反向定型

用已知血型的标准红细胞检查血清中未知的抗体。

### 3．结果判定

红细胞出现凝集者为阳性，呈散在游离状态为阴性。

表 7-1　ABO 血型鉴定结果判断

| 正定型 | | | 反定型 | | | 结果 |
|---|---|---|---|---|---|---|
| 抗 A | 抗 B | 抗 AB | A 细胞 | B 细胞 | O 细胞 | |
| － | － | － | ＋ | ＋ | － | O |
| ＋ | － | ＋ | － | ＋ | － | A |
| － | ＋ | ＋ | ＋ | － | － | B |
| ＋ | ＋ | ＋ | － | － | － | AB |

# 四、Rh 血型鉴定方法

### 1．Rh 血型鉴定方法

Rh 血型鉴定采用的试剂主要有单克隆 IgM 抗 D 和 IgG 抗 D 血清。

用 IgM 抗 D 试剂可采用盐水介质法和微柱凝胶检测卡等方法鉴定；用 IgG 抗 D 试剂可采用酶介质法和微柱凝胶抗球蛋白检测卡等方法进行鉴定。

### 2．结果判读

肉眼观察，阳性对照管应为凝集，阴性对照管不凝集，待测标本有凝集者为阳性，无凝集者为阴性。

## 五、血型鉴定注意事项

### 1. ABO 血型鉴定注意事项

1.1　标本与操作要求

1.1.1　标本须有唯一性标识,避免不同标本相互混淆。

1.1.2　标本须新鲜,防止污染,不能稀释和(或)溶血。

1.1.3　操作规范,不可因漏加试剂和结果观察不仔细等原因而误判血型;同时关注试剂有效期和质量。

1.2　影响因素

1.2.1　受检者红细胞的影响

1.2.1.1　红细胞上抗原位点少或红细胞抗原性减弱,前者常见于弱 A 弱 B 亚型,后者常见于白血病或肿瘤患者,由于红细胞抗原性较弱,用抗 A、抗 B 试剂检测不出凝集反应而常误定血型为 O 型。

1.2.1.2　试验中若肉眼观察为无凝集,应适当延长反应时间,并用显微镜观察多个视野加以鉴别。

1.2.1.3　在微柱凝胶法中,红细胞陈旧、破碎所致红细胞膜沉于凝胶中或凝胶表面;被污染后的标本也可使红细胞浮于凝胶中或凝胶表面,导致假阳性结果。

1.2.2　受检者患病的影响

某些肝病或多发性骨髓瘤患者,血浆球蛋白增高致血型鉴定结果出现假凝集现象。

1.2.3　冷凝集现象

冷凝集是由于血清中存在高效价冷凝集素与自身红细胞和他

人红细胞发生凝集反应,当温度升高时凝集消失。冷凝集素既可影响正定型也可能影响反定型。

1.2.3.1　对于正定型,将标本试管和生理盐水置于37℃水浴中孵育30 min,取一支干净的试管,从标本管中取200 $\mu$L全血,无需离心,随即加入大量37℃生理盐水洗涤3～5遍,用洗涤后的红细胞做正定型试验。

1.2.3.2　对于反定型,需将标本置4℃冰箱30 min,期间颠倒混匀两次,使冷凝集素尽可能吸附到红细胞上,等待间隙准备2支干净试管,加入2 mL正常O型红细胞,洗涤5次,制成1 mL压积红细胞。从4℃冰箱取出患者标本管离心,取500 $\mu$L血浆加入预先制备的压积红细胞管中,置于4℃冰箱30 min,离心,取上清液进行反定型试验。

## 2. RhD血型鉴定注意事项

2.1　RhD血型系统的抗体多由后天免疫刺激(输血或妊娠)产生,不能通过反定型验证Rh血型。

2.2　对照设置:RhD血型鉴定时须有阴、阳性对照。

酶介质法中,酶活性过强会出现假阳性结果,因而要设立阴性对照,以排除假阳性;同时,酶易失活,故每次试验都要设置阳性对照,若阳性对照不出现凝集,表明酶或抗血清已经失效。

只有在阳性对照管出现凝集而阴性对照管不凝集的情况下,才说明被检管的结果是可靠的。

2.3　阴性结果处理:Rh血型检测结果为阴性时,需做进一步确认试验,以排除弱RhD抗原存在。

# 六、报告审核

检测结果存疑时，应复查送检标本，并考虑是否重新采集标本进行检测，或与临床医师联系；必要时查阅病历、查询被检查者情况。

# 七、实验室分析路径

## 1. ABO 血型检测分析路径

ABO 血型检测分析路径见图 7-1。

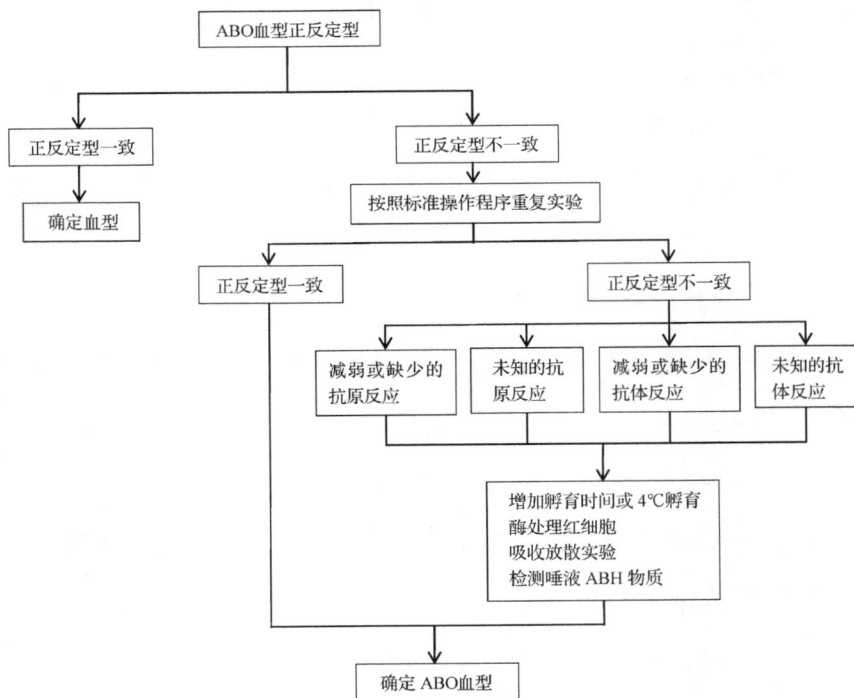

图 7-1　ABO 血型检测分析路径

## 2．Rh 血型检测路径

Rh 血型检测分析路径见图 7-2。

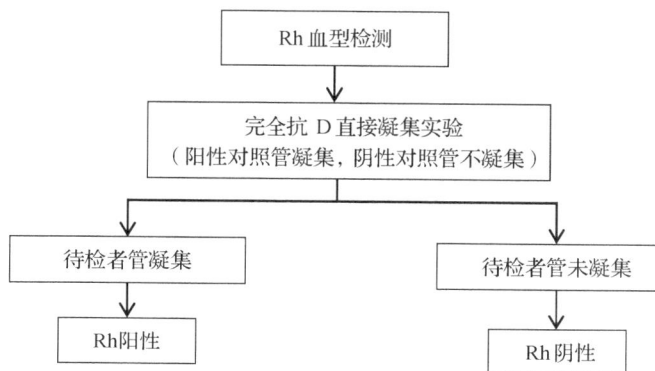

图 7-2　Rh 血型检测分析路径

# 八、母儿血型不合对妊娠的影响

母儿血型不合是指母亲与胎儿之间的血型不匹配，导致母亲血液中的血型抗体通过胎盘进入胎儿体内，当抗体进入胎儿血液循环后，与胎儿红细胞的相应抗原结合，使胎儿红细胞破坏导致胎儿贫血、溶血，严重者发生死胎。母儿血型不合还可引起新生儿溶血、新生儿早发型黄疸等并发症。

## 1．母儿血型不合——ABO 血型

ABO 血型不合的母亲大多为 O 型，胎儿血型为 A 型或 B 型，ABO 溶血病可发生在第一胎。由于母体内抗 A 或抗 B 抗体通过胎盘进入胎儿体内，与胎儿体内的红细胞表面 A 或 B 抗原结合，从而引起胎儿红细胞凝集,继而溶解出现溶血,引起胎儿水肿、贫血、肝脾肿大和出生后短时间内出现进行性重度黄疸。

### 2. 母儿血型不合——Rh 血型

Rh 血型不合在我国发病率较低,通常是母亲为 Rh 阴性血型,胎儿为 Rh 阳性血型,一般第一胎不发病,从第二胎开始发病。既往输过 Rh 阳性血的 Rh 阴性母亲,其第一胎可发病。

Rh 阴性的孕妇是 RhD 抗原阴性,当其首次妊娠怀有 Rh 阳性的胎儿时,在妊娠晚期或临产时,胎儿红细胞易进入母体,使母体内产生 Rh 抗体(抗 D),但由于初次免疫反应后产生的 IgM 型抗 D 抗体不能通过胎盘进入胎儿体内,故首次妊娠一般不发生新生儿溶血病。当再次妊娠时,孕妇体内产生的 IgG 型抗 D 抗体可通过胎盘进入胎儿血液循环,并包被胎儿红细胞,导致胎儿或新生儿红细胞破坏而引起新生儿溶血病。

## 九、孕前优生指导建议

1. 若妻子血型是 O 型,丈夫是 A 型、B 型或 AB 型,为预防 ABO 溶血,女方可在怀孕前做血型鉴定。

2. 若妻子为 Rh 阴性,丈夫为 Rh 阳性,且妻子有过流产史或者输血史,孕前需对血型抗体效价进行检测,若抗体效价较高,需进行抗体免疫抑制治疗,待体内抗体效价降低再准备怀孕;有再次生育需求者,建议分娩后根据医生建议进行处理,降低下次妊娠宫内胎儿溶血的发生风险。新生儿出生后需密切观察新生儿有无黄疸。

## 十、附

### 1. 微柱凝胶 ABO 和 Rh 血型鉴定

在微柱管中,填充葡聚糖凝胶,红细胞表面的血型抗原和相应抗体结合后,形成红细胞凝集团块,在一定离心力下,该凝集团位于凝胶表面或凝胶中;如果红细胞表面的血型抗原未和相应抗体结合,仍为分散红细胞,在同样的离心力下,红细胞则完全沉降到微柱管尖底部。阳性结果红细胞位于微柱中凝胶表面或胶中部,阴性结果红细胞位于微柱的尖底部。详见表 7-2。

1.1　微柱凝胶 ABO 和 Rh 血型检测注意事项

1.1.1　微柱凝胶卡中出现溶血现象提示红细胞出现抗原-抗体反应并激活补体,但有可能是加样前的其他因素所致的溶血。

1.1.2　采用血清标本时血液必须充分凝固,否则纤维蛋白易在微柱凝胶中析出,阻碍阴性红细胞沉淀,导致假阳性结果。

1.2　微柱凝胶 ABO、RhD 血型卡结果判读

1.2.1　红细胞在凝胶表面和凝胶中为阳性,在尖底部为阴性。

1.2.2　阴性对照必须是阴性,可进行结果判读;阴性对照为阳性时需查明原因,此时血型结果不可以报告。

1.2.3　ABO 正定型与反定型结果相符才可报告血型,正反定型不一致的情况下需进行复检,排查技术因素和生理、病理因素,否则为疑难血型。

1.2.4　抗 D 孔阳性则为 RhD 阳性,抗 D 孔阴性则为 RhD

阴性。

表 7-2　微柱凝胶 ABO 和 Rh 血型鉴定

| 血型 | | 抗 A | 抗 B | 抗 D | 阴性对照 | A 细胞 | B 细胞 |
|---|---|---|---|---|---|---|---|
| D 阳性 | A | + | − | + | − | − | + |
| | B | − | + | + | − | + | − |
| | O | − | − | + | − | + | + |
| | AB | + | + | + | − | − | − |
| D 阴性 | A | + | − | − | − | − | + |
| | B | − | + | − | − | + | − |
| | O | − | − | − | − | + | + |
| | AB | + | + | − | − | − | − |

# 第八章

# 血 糖 检 验

糖尿病是由遗传和环境因素共同引起的一组以高血糖为特征的临床综合征。当血糖水平不符合糖尿病诊断标准但高于正常范围的时候,这种血糖代谢异常状态称为糖尿病前期。

血糖检测是检测血液中葡萄糖含量的一项检查,也是诊断糖尿病的重要指标。血糖检测主要包括空腹血糖(FPG)、75 g 口服葡萄糖耐量试验(OGTT)2 h 血糖、随机血糖和糖化血红蛋白($HbA_1c$)测定。免费孕前优生健康检查中血糖检测是指空腹血糖检测。

## 一、标本采集要求

### 1. 检测者准备

受检者在采血前需禁食至少 8 h,以 12～14 h 为宜,不宜超过 16 h,期间可少量饮水(不含糖)。采血宜安排在上午 7:00～9:00。

## 2. 标本要求

糖尿病诊断依据是静脉血浆/血清葡萄糖。静脉采血后应在 2 h 之内完成离心分离血浆/血清及送检。如果采血后不能迅速分离出血浆/血清,必须使用含氟化物的抗凝管,以抑制血细胞对葡萄糖的酵解。

# 二、检测方法

葡萄糖氧化酶-过氧化物酶偶联法(GOD-POD 法)是目前较常用的检测方法;葡萄糖氧化酶-氧速率法(GOD-OR 法)精密度和准确性高,但需要特殊的分析仪器,不能应用于常规的生化分析仪。

# 三、参考区间及结果判断

## 1. FPG 参考区间

$3.9 \sim 6.1$ mmol/L。

## 2. FPG 异常结果判断

2.1　$6.1$ mmol/L$\leqslant$FPG$<7.0$ mmol/L,建议行 OGTT 试验,OGTT 2 h 血糖$<7.8$ mmol/L,为空腹血糖受损(IFG)。

2.2　FPG$\geqslant 7.0$ mmol/L,提示糖尿病。如果没有典型糖尿病症状,必须重复检测以确认诊断。

2.3　FPG$<2.8$ mmol/L,为低血糖。接受药物治疗的糖尿病患者 FPG$<3.9$ mmol/L 即为低血糖。

## 四、糖尿病前期及糖尿病诊断标准

### 1．糖尿病前期

存在空腹血糖受损（IFG）和（或）糖耐量减低（IGT），或糖化血红蛋白（HbA$_1$c）为 5.7%～6.4% 的个体为糖尿病前期。

### 2．糖尿病

典型糖尿病症状 + FPG≥7.0 mmol/L 或 OGTT 2 h 血糖≥11.1 mmol/L 或随机血糖≥11.1 mmol/L 或 HbA$_1$c≥6.5%。无糖尿病典型症状者，需改日复查确认。

典型糖尿病症状包括烦渴多饮、多尿、多食，不明原因体重下降。

## 五、结果复检

空腹血糖受饮食、药物、睡眠、运动、情绪等因素影响，在空腹血糖水平与临床症状或与糖化血红蛋白水平不相符时，应对标本进行复检，必要时重新采血检测。对超出检测范围的异常空腹血糖值，应进行复检。

## 六、实验室分析路径

血糖检测分析路径见图 8-1。

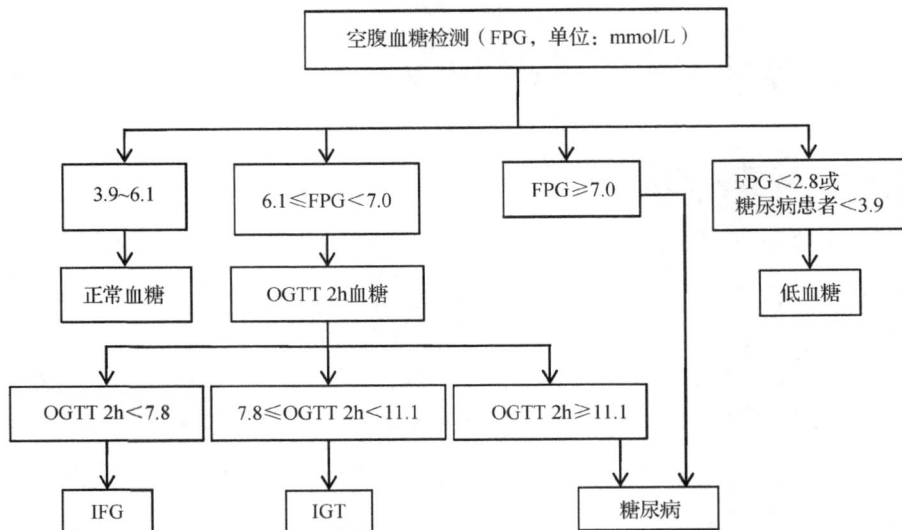

图 8-1　血糖检测分析路径

## 七、血糖异常对妊娠的影响

1. 孕前血糖控制不良,在妊娠后可使孕妇增加妊娠高血压、妊娠糖尿病、感染、羊水过多的发生风险及升高剖宫产率、自然流产、早产、生长受限、围产儿死亡、胎儿畸形和巨大儿等不良妊娠结局风险。

2. 孕妇严重低血糖会出现昏迷、全身抽搐,造成胎儿低血糖,长期不处理会造成胎儿大脑损伤。

# 八、孕前优生指导建议

## 1. 糖尿病前期及糖尿病

1.1 在糖尿病及相关指标未得到控制之前应避免妊娠。

1.2 血糖控制目标：在不出现低血糖的前提下，空腹和餐后血糖尽可能接近正常，建议糖化血红蛋白（HbA$_1$c）＜6.5%时妊娠。应用胰岛素治疗者糖化血红蛋白（HbA$_1$c）＜7.0%，餐前血糖控制在 3.9～6.5 mmol/L，餐后血糖在 8.5 mmol/L 以下。

1.3 血压控制目标：血压控制在 130/80 mmHg 以下。

1.4 体重超标者减脂减重。

1.5 建议心功能达到能够耐受平板运动试验的水平。

## 2. 低血糖

2.1 专科就诊，寻找导致低血糖的病因，并积极治疗。

2.2 如为病理性原因导致低血糖，应避免妊娠。

2.3 治疗后由专科和妇产科医师综合评估是否适合妊娠。

# 九、附

## 1. OGTT 2 h 血糖

OGTT 是一种葡萄糖耐量试验，用于了解胰岛 β 细胞功能和机体对血糖的调节能力，建议血糖水平达到糖调节受损的人群，行 OGTT 试验。

流行病学资料显示，仅检测空腹血糖，糖尿病的漏诊率较高，理想的方法是同时检测空腹血糖、OGTT 2 h 血糖及 HbA$_1$c。OGTT 其他时间点血糖不作为诊断标准。

### 1.1 血液采集方法

检测者当日清晨空腹采集静脉血,之后在 5 min 之内喝下 300 mL 含 75 g 无水葡萄糖(如用一水葡萄糖,则为 82.5 g)的水溶液,从喝第一口开始计时,分别于 1 h、2 h 再次采集静脉血,期间静坐,禁止饮咖啡、茶及其他饮料等。

### 1.2 标本要求

同空腹血糖(FPG)。

### 1.3 参考区间

OGTT 后 0.5～1 h 血糖达高峰,但应＜11.1 mmol/L。2 h 血糖应＜7.8 mmol/L。

### 1.4 异常结果判断

1.4.1 若 7.8 mmol/L≤2 h 血糖＜11.1 mmol/L,且 FPG＜7.0 mmol/L,为糖耐量减低(IGT);

1.4.2 若 2 h 血糖≥11.1 mmol/L,为糖尿病诊断标准。

## 2. 糖化血红蛋白

HbA$_1$c 是糖化血红蛋白的主要组成成分,占总糖化血红蛋白(GHb)的 60%,可以反映测定前 120 d 的平均血糖水平。HbA$_1$c 既是糖尿病血糖控制目标,又是评价糖尿病血糖管理治疗方案的有效指标。与传统的糖尿病诊断指标相比,HbA$_1$c 具有生物学变异性小、不易受血糖波动的影响、无需空腹或特定时间采血、分析前的不稳定性低等特点。

## 2.1 标本要求

检测标本不受饮食和采血时间影响,采集静脉血,推荐使用含有乙二胺四乙酸(EDTA)抗凝剂的采血管,也可根据检测方法选用其他种类的抗凝剂。手指末梢血用于即时检验(point-of-caretesting,POCT)方法检测。

## 2.2 分析系统

应选用检测结果可溯源至 IFCC 一级参考方法的分析系统,包括仪器、试剂和校准物。实验室应选用仪器、试剂和校准品配套的分析系统,并进行性能验证和性能评价。不推荐使用非配套分析系统进行 $HbA_1c$ 检测。

## 2.3 参考方法

IFCC $HbA_1c$ 一级参考方法为基于肽谱-高效液相色谱质谱法(HPLC-ESI/MS)或肽谱-高效液相色谱毛细管电泳法(HPLC-CE)。

## 2.4 有证参考物质

国际检验医学溯源联合委员会(JCTLM)的参考物质数据库认可并收录的 $HbA_1c$ 有证参考物质有三种。除 ERMAD-500/IFCC 外,还包括由我国国家卫生健康委临床检验中心(NCCL)研制的 GBW09181a～09183a(冰冻人溶血基质),及法国国家计量院(LNE)研制的 LNE $HbA_1c$ 401～403(冻干人溶血液基质)。

## 2.5 参考区间

根据糖尿病控制和并发症实验研究(DCCT)报道,$HbA_1c$ 的参考区间为 20～42 mmoL/moL(IFCC 单位)或 4.0%～6.0%(NGSP 单位)。实验室可根据人群适宜性、量值溯源适宜性等对文献报道的参考区间进行适宜性评价。如结论为不确定,则需进行验证后使用;若评价和验证的结果不适用,则应建立适用于本医疗机构的参考区间。

2.6 临床意义

在采用标准化检测方法且有严格质量控制的医疗机构,可以将 $HbA_1c \geqslant 6.5\%$(48 mmoL/moL)作为糖尿病的补充诊断标准。当 $HbA_1c < 6.5\%$(48 mmoL/moL)时,不能排除经静脉血糖检测诊断的糖尿病。使用 $HbA_1c$ 诊断糖尿病时,需考虑可能影响糖化血红蛋白检测的其他因素,例如贫血、慢性肾衰、药物等。

2.7 报告审核与结果复检

2.7.1 对于检测结果低于参考区间下限或高于分析系统可报告范围上限的标本应进行复核,并与临床医生沟通;

2.7.2 对于检测结果与患者临床表现不符的标本应进行分析,并与临床医生沟通,结合患者既往病史,考虑可能的影响因素,采取相应的措施;

2.7.3 对于已确认或可能由血红蛋白变异体引起的异常结果,实验室可选用不受该变异体影响的分析系统进行检测,或与临床医生沟通,改用其他检测指标。

# 第九章

# 肝功能检查

　　肝脏是人体内最大的多功能实质性器官，具有分泌胆汁、帮助消化、合成蛋白、激素灭活、解毒等多种功能。

　　肝功能检查是临床诊断肝脏基本功能状态的重要手段，不同的肝功能指标有不同的临床意义。丙氨酸氨基转移酶（谷丙转氨酶，ALT）是目前临床中反映肝实质细胞受损最主要的一种酶类。

　　ALT广泛存在于机体组织细胞内，尤以肝脏细胞含量最多，主要存在于肝细胞质中，整个肝脏内ALT活性较血清高100倍。因此，在肝脏受到损伤时，肝细胞通透性增高，胞质内ALT释放入血，血清ALT的活性即可明显升高。

## 一、检测指标

　　国家免费孕前优生健康检查项目中肝功能检测指标主要是ALT，当ALT检测结果出现异常后，可结合临床表现，进一步有选择性地检测肝功能其他指标进行综合判断。

## 二、标本采集注意事项

1. 在采血前需禁食至少 8 h,以 12～14 h 为宜,不宜超过 16 h,采血宜安排在上午 7:00～9:00。

2. 检查前 1 d 禁饮酒。

3. 检查前一天晚上勿食油腻或辛辣食物,避免使血脂增高。

4. 上呼吸道感染可能影响肝功能检测结果。因此,如有上呼吸道感染,一般应在上呼吸道感染治愈后 7 d 再做肝功能检测。

5. 服用某些药物可能影响肝功能检测的准确性,若正在服用药物,应及时告诉医生。

## 三、检测方法

ALT 测定一般采用速率法,通过全自动生化分析仪检测。

## 四、参考区间

成年男性 9～50 U/L,成年女性 7～40 U/L(试剂不含 5′-磷酸吡哆醛);

成年男性 9～60 U/L,成年女性 7～45 U/L(试剂含有 5′-磷酸吡哆醛)。

## 五、临床意义

在各种病毒性肝炎的急性期、药物中毒性肝细胞坏死时，ALT大量释放入血中，它是诊断病毒性肝炎、中毒性肝炎的重要指标之一。肝细胞内 ALT 的浓度比血清高 1 000～3 000 倍，只要有 1% 的肝细胞坏死，便可使血中酶活性增高 1 倍，转氨酶（尤其是 ALT）是急性肝细胞损害的敏感标志。

## 六、报告审核注意事项

1. 当 ALT 结果异常时，需注意排查血清标本是否存在溶血、脂血或黄疸等干扰情况；如存在上述情况，则须重新采集样本进行检测。

2. 根据 ALT 检测原理，需注意 ALT 测定过程中可能存在的两个副反应：①血清中游离 α-酮酸（如丙酮酸）能消耗还原型烟酰胺腺嘌呤二核苷酸（NADH），使结果偏高，对检测结果有干扰作用，建议使用双试剂；②血清中谷氨酸脱氢酶增高时，在有氨存在的条件下，也消耗 NADH，使结果偏高。

# 七、实验室分析路径

肝功能检查分析路径见图 9-1。

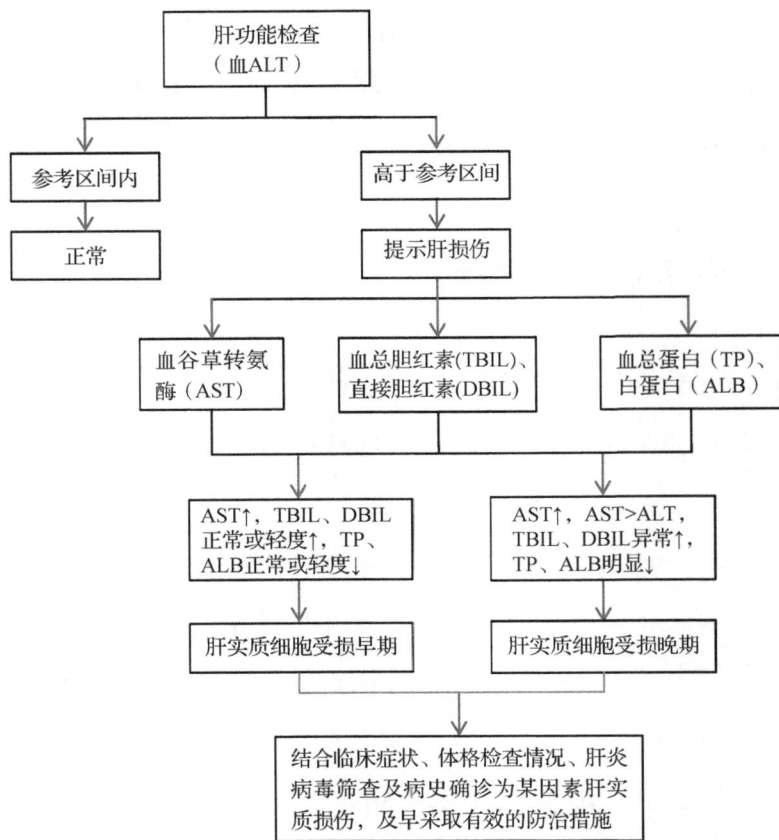

```
                    ┌──────────────┐
                    │   肝功能检查    │
                    │　（血ALT）     │
                    └──────┬───────┘
              ┌────────────┴────────────┐
        ┌───────────┐            ┌───────────┐
        │  参考区间内  │            │ 高于参考区间 │
        └─────┬─────┘            └─────┬─────┘
        ┌───────────┐            ┌───────────┐
        │    正常     │            │  提示肝损伤  │
        └───────────┘            └─────┬─────┘
```

图 9-1 中各框内容：

- 血谷草转氨酶（AST)
- 血总胆红素(TBIL)、直接胆红素(DBIL)
- 血总蛋白（TP)、白蛋白（ALB)

- AST↑，TBIL、DBIL 正常或轻度↑、TP、ALB正常或轻度↓
- AST↑，AST>ALT，TBIL、DBIL异常↑，TP、ALB明显↓

- 肝实质细胞受损早期
- 肝实质细胞受损晚期

结合临床症状、体格检查情况、肝炎病毒筛查及病史确诊为某因素肝实质损伤，及早采取有效的防治措施

图 9-1 肝功能检查分析路径

## 八、肝功能异常对妊娠的影响

大约3%~5%的孕妇在妊娠期出现肝功能实验室检测指标异常,其中轻者无明显临床症状,仅有肝酶等指标稍异常,一般不会对母体和胎儿造成不良影响;而严重的肝功能异常多伴有肝酶及胆红素等指标明显升高和凝血功能异常,对妊娠结局有不良影响,使早产、产后出血、妊娠高血压疾病及其他妊娠并发症的发生率增加,甚至危及母体和胎儿的生命,需要及早医疗干预。

肝功能检查,在妊娠期间至少需进行两次,第一次是在首次产检时,第二次是在临近分娩时。按时产检,定期进行肝功能检查,可以及时了解孕妇有无肝细胞损伤、肝脏代谢及合成功能是否正常。如有异常,需要根据实际情况进行全面的病史询问、体格检查以及其他必要的实验室和影像学检查,及时采取干预措施保障母体和胎儿健康。若有病毒性肝炎、非酒精性脂肪肝或妊娠期肝内胆汁淤积症等,孕期应遵医嘱定期监测肝功能情况。

## 九、孕前优生指导建议

1. 有生育意愿的夫妇建议养成良好的生活习惯,建立健康的生活方式,保证肝脏的正常功能:少吃高油、高盐、高糖食品;适量运动;不饮酒,不熬夜,合理用药。

2. 有肝病史的女性,在孕前需在医生的指导下进行肝功能检查,了解既往及目前疾病的状况,及时发现异常,及早采取有效的防治措施。

3. 孕前已有肝功能异常的妇女,需转肝病专科诊治,及早治疗,待病情好转,在肝病专科医生全面评估后,决定能否妊娠、何时妊娠。

# 十、附

除 ALT 之外,肝功能常见的检测指标还有胆红素、总蛋白(TP)、白蛋白(ALB)、天门冬氨酸氨基转移酶(谷草转氨酶,AST)、谷草/谷丙的比值(AST/ALT)、碱性磷酸酶(ALP)以及 $\gamma$-谷氨酰转肽酶($\gamma$-GT)等。

## 1. 胆红素

胆红素是体内铁卟啉化合物的主要代谢产物。血清总胆红素主要来源于衰老的红细胞,包括间接胆红素和直接胆红素,是反映肝脏的排泄功能是否正常的重要指标。临床上常使用胆红素水平作为判定黄疸的重要依据,同时它也是肝功能的重要指标。

胆红素参考区间见表 9-1。

表 9-1　中国成年人群血清总胆红素、直接胆红素参考区间

| 项目 | 分组 | 参考范围($\mu$mol/L) |
|---|---|---|
| 血清总胆红素(TBIL) | 男 | ≤26.0 |
| | 女 | ≤21.0 |
| | 男/女 | ≤23.0 |

| 项目 | 分组 | 参考范围（μmol/L） |
|---|---|---|
| 血清直接胆红素（DBIL） | 系统a | ≤8.0 |
|  | 系统b、c | ≤4.0 |

注：1. 直接胆红素无国际公认的计量学溯源标准，因此本文件目前提供系统特异的参考区间。
    2. 系统a：罗氏配套系统；系统b：贝克曼DXC系列配套系统；系统c：贝克曼AU系列配套系统。均为重氮法。表中列出分析系统是为了方便实验室合理引用适宜的参考区间或进行参考区间转移时参考，并不表示对这些产品的认可。

### 2. 总蛋白（TP）

血清TP，可分为白蛋白和球蛋白两类，在机体中具有重要的生理功能，血清TP的测定是临床生化检验的重要项目之一。血清蛋白具有维持血液正常胶体渗透压和pH值、运输多种代谢物、调节被运输物质的生理作用和解除其毒性、免疫作用以及营养作用等多种功能。血清TP不仅可用于机体营养状态的监测，还可用于疾病的诊断及鉴别诊断。

参考区间：65～85 g/L。

### 3. 白蛋白（ALB）

ALB又称清蛋白，由肝实质细胞合成，是人体血浆中含量最多的蛋白质，占血浆总蛋白的57%～68%，具有维持机体营养与渗透压的功能。血清白蛋白水平降低，提示可能存在营养不良或慢性肝损伤等。

参考区间：40～55 g/L。

### 4. 天门冬氨酸氨基转移酶（谷草转氨酶，AST）

AST广泛存在于多种组织中，按含量多少大致顺序为心脏、肝脏、骨骼肌和肾脏等。正常时血清中的AST含量较低，但相应组织细胞受损时,细胞膜通透性增加,胞浆内的 AST 释放入血,此时血清浓度可升高,临床一般常作为肝脏疾病实验诊断指标。

参考区间：成年男性 15～40 U/L,成年女性 13～35 U/L(试剂不含 5′-磷酸吡哆醛)；成年男性 15～45 U/L,成年女性 13～40 U/L(试剂含有 5′-磷酸吡哆醛)。

### 5. 谷草/谷丙的比值(AST/ALT)

AST/ALT 是检测肝功能是否正常的重要指标,常用于急慢性肝脏疾病的鉴别诊断。当 AST 明显升高,AST/ALT 大于 1 时,提示有肝实质的广泛损害,预后不良。

### 6. 碱性磷酸酶(ALP)

ALP 广泛分布于人体肝脏、骨骼、肠、肾和胎盘等组织,是经肝脏向胆外排出的一种酶。临床上测定 ALP 主要用于骨骼、肝胆系统疾病的诊断和鉴别诊断,尤其是黄疸的鉴别诊断。

参考区间：成年男性 45～125 U/L。成年女性 20～49 岁,35～100 U/L；50～79 岁,50～135 U/L。

### 7. γ-谷氨酰转肽酶(γ-GT)

γ-GT 广泛分布于人体组织中,肾内最多,其次为胰腺和肝脏,胚胎期则以肝内最多。在肝内主要分布于肝细胞胞浆和肝内胆管上皮中,正常人血清中 γ-GT 主要来自肝脏。嗜酒或长期使用某些药物如苯巴比妥、苯妥英钠、安替比林等,血清 γ-GT 活性升高；口服避孕药也会使 γ-GT 测定结果增高。临床上此酶测定主要用于诊断肝胆疾病,是反映胆道梗阻和肝炎活动的指标。

参考区间：成年男性 10～60 U/L,成年女性 7～45 U/L。

# 第十章

# 肾功能检查

肾脏是人体的重要器官,其功能主要是通过生成尿液排泄人体的代谢产物;调节水、电解质和酸碱平衡,维持机体内环境稳定。肾脏还有重要的内分泌功能,主要参与红细胞生成、骨骼生长和血压调节等。

肾功能检查是临床判断肾脏功能、评价肾脏受损程度的重要方法。

## 一、检测指标

肌酐(Cr)是肌肉中磷酸肌酸的代谢产物,主要从肾小球滤过,其血浆浓度取决于肌肉的含量和肾脏排泄能力。Cr 是肾功能较常见的血清学筛查项目之一,也是国家免费孕前优生健康检查项目中肾功能检测指标,当 Cr 检测结果出现异常时,可结合临床表现,进一步有选择性地检测肾功能其他指标进行综合判断。

## 二、标本采集注意事项

1. 在采血前需禁食至少 8 h，以 12～14 h 为宜，不宜超过 16 h，采血宜安排在上午 7:00～9:00。

2. 检查前 3 d 避免过多进食高蛋白食物，如过多的肉类、蛋类、鱼类及奶类食物。

3. 检查前 3 d 要避免剧烈运动，以防止内源性肌酐产生过度。

4. 检查前 1 周避免过度劳累。

5. 检查前 2 周避免感染。

6. 某些药物可能会对肾功能检查结果产生影响，比如利尿剂、抗生素和布洛芬等解热镇痛药物，在检查前需告知医生正在服用的药物。

## 三、检测方法

Cr 测定一般采用肌氨酸氧化酶法和苦味酸速率法，通过全自动生化分析仪检测。

## 四、参考区间

成年男性：20～59 岁，57～97 μmol/L；

60～79 岁，57～111 μmol/L。

成年女性：20～59 岁，41～73 $\mu$mol/L；

60～79 岁，41～81 $\mu$mol/L。

# 五、临床意义

### 1. 血肌酐增高

常见于各种肾病、肾衰竭、心肌炎和肌肉损伤等。

### 2. 血肌酐降低

常见于进行性肌肉萎缩、白血病、贫血、肝功能异常及妊娠等。

需要注意的是，在肾脏疾病初期，血肌酐通常不升高，只有在肾脏病变较为严重时才会升高，因此血肌酐测定无法用于肾功能受损的早期诊断。当血肌酐接近正常值的上限时，就应该引起重视，如果同时伴有尿蛋白或（和）血尿，应咨询专科医生进行进一步检查。

# 六、报告审核注意事项

肌酐检测结果受以下因素干扰：乳糜、溶血、胆红素、蛋白质等。

当肌酐检测结果出现异常时，需注意排查血清标本是否存在溶血、脂血或黄疸等干扰情况，若存在上述情况，则须重新采集标本进行检测。此外，血肌酐还受年龄、性别、种族、肌肉活动、饮食中肉类摄入量、肌肉消耗性疾病、药物及细胞外液大量丢失等的影响。

# 七、实验室分析路径

肾功能检查分析路径见图 10-1。

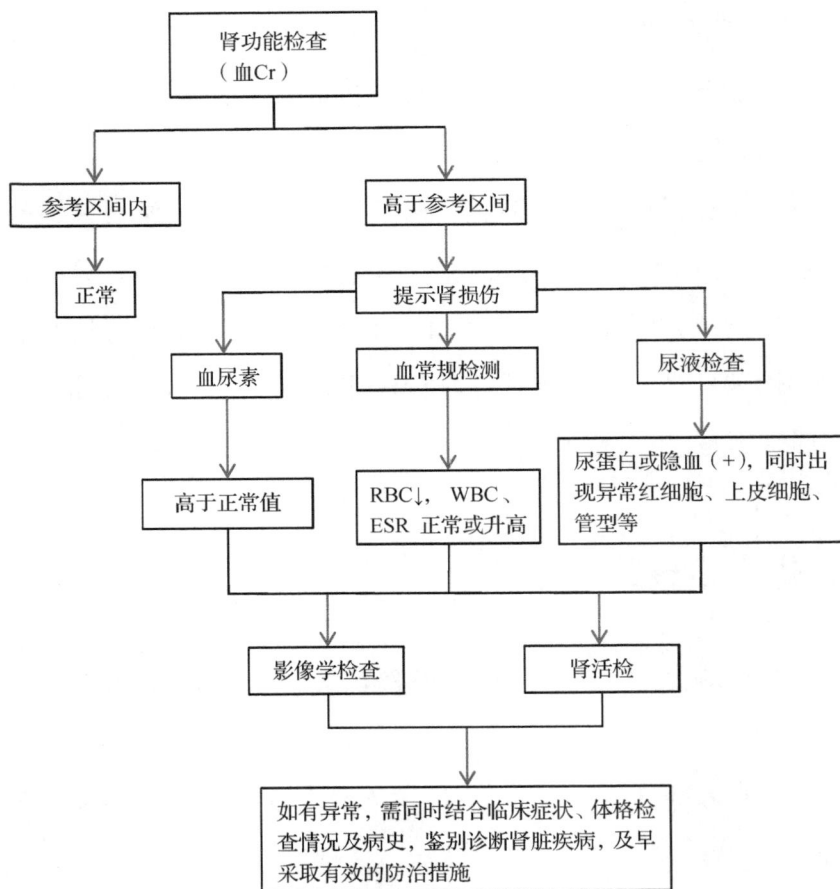

```
┌─────────────────┐
│   肾功能检查      │
│   （血Cr）       │
└─────────────────┘
        │
   ┌────┴─────────────────────┐
   ▼                          ▼
┌──────────┐           ┌──────────────┐
│ 参考区间内 │           │  高于参考区间  │
└──────────┘           └──────────────┘
   │                          │
   ▼                          ▼
┌──────┐              ┌──────────────┐
│ 正常  │              │   提示肾损伤   │
└──────┘              └──────────────┘
          ┌──────────────┼──────────────────┐
          ▼              ▼                  ▼
      ┌──────┐    ┌──────────┐      ┌──────────┐
      │ 血尿素 │    │ 血常规检测 │      │  尿液检查  │
      └──────┘    └──────────┘      └──────────┘
          │              │                  │
          ▼              ▼                  ▼
    ┌──────────┐  ┌──────────────┐  ┌──────────────────┐
    │ 高于正常值 │  │ RBC↓， WBC、  │  │ 尿蛋白或隐血（+），│
    │          │  │ ESR 正常或升高│  │ 同时出现异常红细胞、│
    └──────────┘  └──────────────┘  │ 上皮细胞、管型等   │
                                    └──────────────────┘
            ┌──────────────────┬───────────────┐
            ▼                  ▼
      ┌──────────┐      ┌──────────┐
      │ 影像学检查  │      │  肾活检   │
      └──────────┘      └──────────┘
                  │
                  ▼
      ┌──────────────────────────────┐
      │ 如有异常，需同时结合临床症状、体格检│
      │ 查情况及病史，鉴别诊断肾脏疾病，及早│
      │ 采取有效的防治措施              │
      └──────────────────────────────┘
```

图 10-1　肾功能检查分析路径

## 八、常见的肾脏疾病

### 1．原发性肾脏疾病

原发性肾脏疾病主要有急性肾小球肾炎、慢性肾小球肾炎、肾病综合征、IgA肾病、隐匿性肾小球肾炎、肾小管疾病、间质性肾炎、肾血管疾病、肾结石和梗阻性肾病、囊肿性肾脏病及肿瘤、肾功能衰竭等。

### 2．继发性肾脏疾病

继发性肾脏疾病主要有系统性红斑狼疮性肾炎、过敏性紫癜肾炎、糖尿病性肾病、乙型肝炎病毒相关性肾炎、肝肾综合征、肺出血-肾炎综合征、心力衰竭性肾损害、类风湿性关节炎的肾损伤以及妊娠期高血压性肾病等。

### 3．遗传性肾脏疾病

遗传性肾脏疾病包括遗传性肾炎、良性家族性血尿等。

### 4．感染性肾脏疾病

感染性肾脏疾病主要有尿路感染、慢性肾盂肾炎、肾结核以及妊娠期尿路感染等。

### 5．药物性肾损害

药物性肾损害主要有药源性肾损害。

妊娠期常见的肾脏疾病有：肾盂肾炎、妊娠高血压性肾病、妊娠期急性肾衰以及产后特发性急性肾衰。

# 九、肾功能异常对妊娠的影响

肾脏疾病起病隐匿,患者怀孕前可能没有任何不适。

妊娠期间,肾脏负荷加重,可诱发肾脏疾病发生或使原本轻微的肾脏疾病快速进展,肾功能急剧下降。一方面会影响胎儿的发育,导致流产;另一方面会影响母体健康,甚至发展成尿毒症等不可逆的严重后果。

若自主发现尿液发生改变(尿色异常、尿量异常)、排尿异常、尿中泡沫增多,伴有晨起眼睑水肿、乏力、腰部胀痛或血压增高等,需要在肾科医生的指导下进行肾脏疾病的全面检查,了解既往及目前疾病的状况、既往妊娠的母儿情况,特别是既往及目前是否存在高血压、蛋白尿、肾功能异常的情况,全面评估,及早干预和治疗。

慢性肾炎患者妊娠后蛋白尿几乎都会加重,约25%可达到肾病综合征的程度。孕前已有肾功能中-重度损伤者,产后发展至不可逆肾衰的风险会增加。此外,慢性肾病女性怀孕后,会增加妊娠高血压疾病的发病风险,严重者可发展为子痫前期甚至子痫。也会引起胎儿宫内发育迟缓、早产儿、低体重儿的发生。

孕前检查可及时发现肾脏疾病,通过积极治疗将疾病控制在比较稳定的水平,避免在不知情的情况下因妊娠导致肾脏疾病加重,危害母儿健康。

## 十、孕前优生指导建议

1. 增强体质,提高机体的防御能力,消除各种诱发因素。

2. 孕前需在医生的指导下进行全面检查,了解既往及目前疾病的状况,如血压、水肿及肾功能检测结果等。

3. 孕前已有肾功能受损的妇女,需认真评估肾功能及血压,了解既往妊娠的母儿情况,在肾科医生全面评估后,决定能否妊娠、何时妊娠。

## 十一、附

除血肌酐之外,能客观评价肾功能的常见检测指标还有血尿素、血胱抑素 C 以及血尿酸等。

### 1. 血尿素(Urea)

血尿素是体内蛋白质的终末代谢产物。血尿素的浓度取决于机体蛋白质的分解代谢速度、食物中蛋白质摄取量及肾脏的排泄能力,临床上将其作为判断肾小球滤过功能的指标之一。

血尿素同样不能作为早期肾功能损伤的指标,但对慢性肾衰竭,尤其是尿毒症患者,血尿素的增高程度通常与病情严重性一致。除受肾功能影响外,严重脱水、蛋白质分解增多或高蛋白饮食均可使血尿素浓度升高,此时需要结合其他指标以及临床症状进行综合评估。

参考区间：

成年男性：20～59 岁，3.1～8.0 mmol/L；

60～79 岁，3.6～9.5 mmol/L。

成年女性：20～59 岁，2.6～7.5 mmol/L；

60～79 岁，3.1～8.8 mmol/L。

## 2. 血胱抑素 C（CysC）

血胱抑素 C 广泛表达于人体几乎所有的有核细胞，在体内的生成速率较恒定，可自由地透过肾小球滤过膜，其血清浓度不受年龄、性别、饮食、炎症等因素影响。血胱抑素 C 浓度能够准确反映人体肾小球滤过率的变化。

在肾功能受损早期时，血胱抑素 C 较血肌酐更为敏感。但是血胱抑素 C 增高仅能反映患者肾功能受损，不能根据其水平高低评估肾功能受损程度，临床上需要结合患者的血肌酐水平进行综合判断。

参考区间：0.6～2.5 mg/L。

## 3. 血尿酸（UA）

尿酸是嘌呤代谢的终末产物，主要经肾脏排泄。尿酸由肾小球滤过，原尿中的尿酸大多数被近端小管重吸收，而远端小管分泌排出尿酸。因此，血尿酸可反映肾小球滤过功能、肾小管重吸收及分泌功能。

参考区间：成年男性 210～420 $\mu$mol/L；

成年女性 150～350 $\mu$mol/L。

# 第十一章

# 甲状腺功能检查

甲状腺是体内最大的内分泌腺,其功能是合成和分泌甲状腺激素。甲状腺激素的合成与分泌受下丘脑-腺垂体-甲状腺轴调节,正常情况下相当恒定,并与机体的需求量相适应。其生理功能主要是促进糖、蛋白质和脂肪三大物质的氧化,增加耗氧量,提高基础代谢率,促进机体生长发育、蛋白质的合成等。

## 一、检查指标

国家免费孕前优生健康检查项目中甲状腺功能检测指标主要是促甲状腺激素(TSH)。TSH 是由腺垂体细胞分泌的一种糖蛋白,其分泌受到下丘脑分泌的促甲状腺激素释放激素的调节以及血液中甲状腺激素的负反馈调节,具有生物节律性。TSH 的主要生理功能是促进/刺激甲状腺合成和分泌甲状腺激素。与甲状腺激素相比,血清 TSH 浓度是反映甲状腺功能紊乱更灵敏的指标,且 TSH 不与其他血浆蛋白结合,干扰因素较少,国内外均推荐测定血清 TSH 作为甲状腺功能紊乱的首选检测指标。

当 TSH 检测结果出现异常后,结合临床表现,可进一步有选择性地检测三碘甲状腺原氨酸($T_3$)、甲状腺素($T_4$)、游离三碘甲状腺原氨酸($fT_3$)、游离甲状腺素($fT_4$)、甲状腺球蛋白抗体(TgAb)和甲状腺过氧化物酶抗体(TPOAb)等指标进行综合判断。

## 二、检查前的注意事项

1. 规律作息,早睡早起。

2. 尽量避免喝咖啡、浓茶,少吃高碘食物,如紫菜、海带等。

3. 抽血当天正常饮食即可,无需空腹。

4. 需在安静状态下抽血,抽血前避免剧烈运动和情绪紧张。

5. 如果正在接受药物治疗甲状腺疾病,检查当天应正常服药,以客观反映药物的治疗效果。

6. 如果正在服用某些会影响甲状腺功能的药物,如糖皮质激素、性激素、多巴胺、溴隐亭、胺碘酮、锂剂、苯妥英钠等,要提前告知医生。

7. 总 $T_3$($TT_3$)和总 $T_4$($TT_4$)测定受甲状腺结合球蛋白(TBG)等结合蛋白量和结合力变化的影响。TBG 升高常见于高雌激素状态,如妊娠或用雌激素治疗的患者、口服避孕药的妇女。此外,

TBG 受雄激素、低蛋白血症(严重肝病、肾病综合征)、泼尼松等影响而下降。

8. TSH 的分泌具有昼夜节律性,如果需连续监测 TSH,建议采血时间相对固定。

## 三、检测方法

TSH 测定,一般采用化学发光免疫分析法(CLIA)或电化学发光免疫分析法(ECLIA)。

## 四、参考区间

甲状腺功能检测指标 $T_3$、$T_4$、$fT_3$、$fT_4$、TSH 检测结果存在分析系统间/方法学间差异。见表 11-1。

表 11-1 中国成人(≥18 岁)甲状腺功能检测指标参考区间

| 检测项目 | 单位 | 参考区间 | | | | | | | |
|---|---|---|---|---|---|---|---|---|---|
| | | 罗氏分析系统 | 贝克曼分析系统 | 雅培分析系统 | 西门子分析系统 | 迈瑞分析系统 | 安图分析系统 | 迈克分析系统 | 新产业分析系统 |
| TSH | mIU/L | 0.75~5.60 | 0.60~4.90 | 0.60~4.40 | 0.60~4.80 | 0.75~5.60 | 0.75~5.60 | 0.60~5.40 | 0.60~5.40 |
| $T_3$ | nmol/L | 1.30~2.40 | 1.25~2.35 | 1.10~2.10 | 1.10~2.20 | 1.10~2.10 | 1.20~2.30 | 1.50~3.20 | 1.50~2.80 |

（续表）

| 检测项目 | 单位 | 参考区间 | | | | | | | |
|---|---|---|---|---|---|---|---|---|---|
| | | 罗氏分析系统 | 贝克曼分析系统 | 雅培分析系统 | 西门子分析系统 | 迈瑞分析系统 | 安图分析系统 | 迈克分析系统 | 新产业分析系统 |
| $T_4$ | nmol/L | 70~140 | 75~150 | 68~133 | 70~148 | 70~152 | 75~135 | 66~136 | 66~135 |
| $fT_3$ | pmol/L | 3.85~6.30 | 4.00~6.10 | 3.45~5.50 | 4.00~6.20 | 3.80~5.90 | 4.00~6.00 | 4.00~6.60 | 3.60~5.90 |
| $fT_4$ | pmol/L | 12.80~21.30 | 8.50~14.50 | 11.00~17.70 | 12.00~20.20 | 12.00~22.00 | 12.00~22.00 | 12.00~22.00 | 12.00~20.00 |

注：1. 目前 $T_3$、$T_4$、$fT_3$、$fT_4$、TSH 检测结果存在分析系统间/方法学间差异，本标准提供的是基于部分体外诊断产品特定型号分析系统的参考区间。

2. 实验室应选择与本实验室相同品牌和型号分析系统的参考区间，并在进行参考区间验证通过后使用。如实验室使用的是与参考区间建立时同一品牌的其他系列或型号分析系统，在保证方法学一致，检测结果可比的情况下进行参考区间验证，通过后可参照使用。

3. 如果实验室使用的是未列出的其他品牌分析系统，建议引用明确来源的参考区间，引用前要进行验证或者按照 WS/T 402 建立参考区间。

4. 表中列出体外诊断产品来源是为了方便实验室合理引用参考区间，并不表示对这些产品的认可或推荐，亦不存在任何利益关系。

5. 本参考区间基于新鲜血清标本检测结果建立，若临床实验室使用的标本类型为血浆，应进行评估以决定是否采用。

6. 本参考区间不适用于儿童、青少年（年龄＜18 岁）以及妊娠女性。

# 五、结果判断

甲状腺功能检测结果判断见表 11-2。

表 11-2　甲状腺功能检测结果判断

| 甲状腺功能检测结果 | 临床意义 |
|---|---|
| TSH↓，$TT_3$、$TT_4$、$fT_3$、$fT_4$ 均正常 | 亚临床甲亢 |
| TSH↑，$TT_3$、$TT_4$、$fT_3$、$fT_4$ 均正常 | 亚临床甲减 |

| 甲状腺功能检测结果 | 临床意义 |
|---|---|
| TSH↓,TT$_3$↑、TT$_4$↑、fT$_3$↑、fT$_4$↑ | 甲亢、自主高功能性结节 |
| TSH↑,TT$_3$↓、TT$_4$↓、fT$_3$↓、fT$_4$↓ | 原发性甲减 |
| TSH↑或正常,fT$_4$↑ | 可能为TSH腺瘤或甲状腺抵抗综合征 |
| TSH↓、正常或轻度↑,TT$_3$↓、TT$_4$↓、fT$_3$↓、fT$_4$↓ | 中枢性甲减 |
| TSH正常,TT$_3$↓、fT$_3$↓,TT$_4$和fT$_4$均正常 | 低T3综合征 |

# 六、报告审核注意事项

1. TSH测定范围：若待测标本TSH浓度超过测定范围,可用配套的稀释剂进行稀释后再检测。

2. 应注意患者体内可能存在的异嗜性抗体(Heterophile antibody, HA)对测定结果的影响。

3. TSH的分泌具有昼夜节律性,一般而言,健康个体的TSH分泌高峰在清晨两点至四点,低谷在下午四点至六点。夜间TSH平均浓度明显高于白天;白天总体呈现上午高,下午低的趋势。应注意采样时间对检测结果的影响。如果受检者需连续监测TSH,建议采血时间相对固定。

4. 受HCG的影响,妊娠早期TSH的上限值和下限值都会出现不同程度的下降,少数妊娠早期妇女TSH下限值可低于可检测水平(<0.01 mU/L);妊娠中期TSH水平逐渐升高;妊娠晚期甚至会高于普通人群。

5. 受检者在检测前熬夜、剧烈运动、情绪紧张,或者进食了大量含碘食物或服用某些会影响甲状腺功能的药物,均可能会影响 TSH 的检测结果。

6. 新生儿、婴儿、儿童的下丘脑-垂体-甲状腺轴经历着不断地成熟和调节过程,甲状腺激素水平跟成人不同。

7. 甲状腺功能正常的老年人,TSH 的平均值以每 10 岁递增,国内的多个研究显示,60 岁以上健康老人的 TSH 正常范围比 60 岁以下人群有所提高。

## 七、实验室分析路径

甲状腺功能检查分析路径见图 11-1。

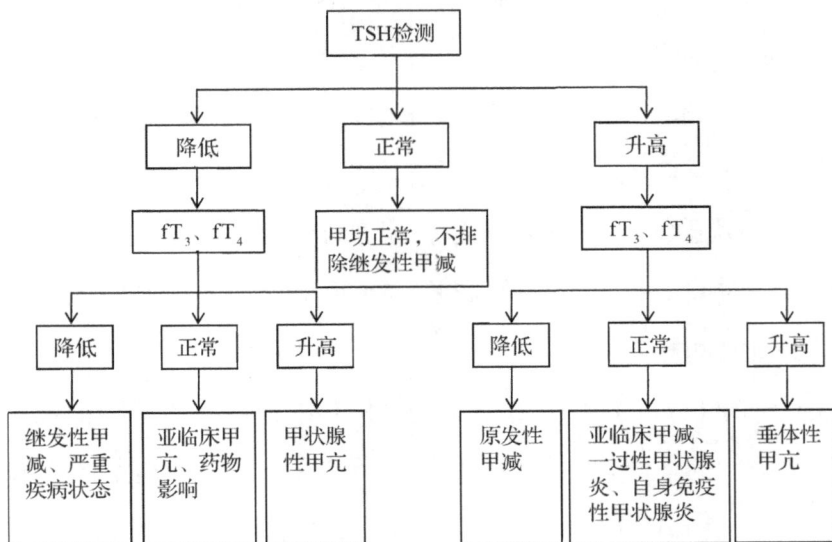

图 11-1 甲状腺功能检查分析路径

## 八、甲状腺功能异常对妊娠的影响

育龄期女性甲状腺功能异常不仅会导致月经紊乱，还与不良妊娠结局相关。

1. 在妊娠早期，胎儿甲状腺功能尚未完全建立之前（妊娠 20 周以前），胎儿脑部发育所需的甲状腺激素主要来源于母体供给。母体甲状腺激素缺乏可导致后代智力发育障碍，还可增加流产、早产、低出生体重儿、妊娠期高血压、死胎等的发生风险。

2. 病情控制不良的甲亢可增加妊娠妇女流产、早产、妊娠期高血压、子痫前期、低出生体重儿、胎儿宫内生长受限、死产、甲状腺危象及妊娠妇女充血性心力衰竭的发生风险。

3. 母体 TSH 水平过高时，还能够通过胎盘进入胎儿体内，进而抑制胎儿垂体分泌 TSH，导致胎儿甲亢、新生儿一过性中枢性甲减。

甲状腺功能检查是孕前优生健康检查的重要内容之一，应至少在计划怀孕前 3～6 个月开始检查，其检查结果可指导临床针对风险人群实施早期干预，以降低围孕期相关疾病的发生风险，最大限度地确保母婴安全。

## 九、孕前优生指导建议

1. 建议有计划怀孕的妇女均应进行孕前甲状腺功能检查，及时明确甲状腺功能状态,对有甲状腺疾病史的孕前妇女,应加大宣教,告知孕前、孕期控制病情的重要性。

2. 对孕前检查甲状腺激素异常者,建议转诊,在专科医生指导下明确能否怀孕及选择合适的怀孕时机。

3. 甲减患者围孕期用药:临床甲减的妇女计划怀孕,需要通过左甲状腺素(L-T$_4$)治疗,将 TSH 水平恢复至正常水平,即 0.1～2.5 mIU/L;妊娠期临床甲减首选 L-T$_4$ 治疗,一旦确定临床甲减,应立即开始治疗,使 TSH 尽早达到治疗目标,即妊娠早期 0.1～2.5 mIU/L,妊娠中期 0.2～3.0 mIU/L,妊娠晚期 0.3～3.0 mIU/L。

## 十、附

甲状腺功能常见的激素检测指标有 TSH、总 T$_3$(fT$_3$)、总 T$_4$(TT$_4$)、游离 T$_3$(fT$_3$)、游离 T$_4$(fT$_4$)、甲状腺结合球蛋白(TBG)等,其中 TSH 浓度在甲状腺功能评价中起着关键作用。

### 1. 三碘甲状腺原氨酸(T$_3$)

T$_3$ 是由甲状腺滤泡上皮细胞分泌的具有生物活性的甲状腺激素,其生物活性为 T$_4$ 的 3～5 倍,在甲状腺的代谢贡献中约占 65%。

### 2. 甲状腺素(T$_4$)

T$_4$ 是由甲状腺滤泡上皮细胞分泌的具有生物活性的甲状腺激素,是血清中含量最高的碘化氨基酸,占血清中蛋白结合碘的 90% 以上。

进入血液后，99%以上的 $T_3$ 和 $T_4$ 与血浆蛋白（主要是甲状腺结合球蛋白 TGB）结合，成为结合型 $T_3$ 和结合型 $T_4$；只有一小部分仍保持游离状态，即游离型 $T_3$（$fT_3$）和游离型 $T_4$（$fT_4$）。结合型 $T_3$ 与 $fT_3$ 总和称为总 $T_3$（$TT_3$），结合型 $T_4$ 与 $fT_4$ 总和称为总 $T_4$（$TT_4$）。

### 3. 游离三碘甲状腺原氨酸（$fT_3$）

血液循环中，$T_3$ 主要与 TGB 结合，仅有约 0.3% 为具有生理活性的游离部分（$fT_3$）。$fT_3$ 的血清浓度与甲状腺功能状态密切相关，其测定结果不受结合蛋白浓度以及结合特性的变化影响，较 $T_3$ 更为可靠。

### 4. 游离甲状腺素（$fT_4$）

血液循环中，绝大部分 $T_4$ 与其转运结合蛋白质（包括 TGB、白蛋白、前白蛋白等）结合，仅约 0.04% 为游离的、具有生理活性的部分（$fT_4$）。$fT_4$ 的浓度不受其结合蛋白质的影响，其测定结果对了解甲状腺功能意义更大。

甲状腺激素游离型和结合型之间存在动态平衡，但只有游离型才具有生理活性。因此，$fT_3$、$fT_4$ 水平更能真实地反映甲状腺功能状况，具有更重要的临床参考价值。

第十二章

# 乙型肝炎病毒血清学检验

乙型病毒性肝炎,简称乙肝,是由乙型肝炎病毒(HBV)感染引起的一种传染性疾病,临床上常表现为急性肝炎、慢性肝炎、无症状携带者,少数可发生重症肝炎、肝衰竭。

HBV属于嗜肝DNA病毒科,存在于患者的血液和各种体液中,其传播途径为血液传播、性接触、母婴传播、日常生活密切接触传播。

## 一、检测指标

传统乙型肝炎病毒标志物检测常为五项联合检测,俗称"乙肝五项"。

乙肝五项检测,主要包括两对抗原抗体和一个抗体:乙型肝炎病毒表面抗原(HBsAg)、乙型肝炎病毒表面抗体(HBsAb)、乙型肝炎病毒e抗原(HBeAg)、乙型肝炎病毒e抗体(HBeAb)和乙型肝炎病毒核心抗体（HBcAb），也称为"乙肝两对半"。国家免费孕前优生健康检查项目中，常用乙肝五项检测来评估受检对象的HBV感染状态。

乙肝五项的常用检测方法有：ELISA法、化学发光法、免疫层析法等。

# 二、参考范围

乙肝五项指标检测结果均为阴性。

# 三、临床意义

乙肝五项指标检测结果与临床意义见表12-1。

表12-1　乙肝五项指标检测结果与临床意义

| 序号 | 项目 | 缩写 | 阳性结果临床意义 |
| --- | --- | --- | --- |
| 1 | 乙型肝炎病毒表面抗原 | HBsAg | HBV感染 |
| 2 | 乙型肝炎病毒表面抗体 | HBsAb | 曾感染过HBV，但已被清除；接种过乙肝疫苗，已产生抗体 |
| 3 | 乙型肝炎病毒e抗原 | HBeAg | HBV复制活跃，传染性强 |
| 4 | 乙型肝炎病毒e抗体 | HBeAb | HBV复制活动减弱；HBV发生基因突变，无法检出e抗原，但仍有病毒复制 |
| 5 | 乙型肝炎病毒核心抗体 | HBcAb | HBV急、慢性感染后均可阳性 |

# 四、检测结果解读

## 1. 常见组合模式的结果解读

临床上 9 种常见组合模式的结果解读见表 12-2。

**表 12-2　常见组合模式临床意义**

| HBsAg | HBsAb | HBeAg | HBeAb | HBcAb | 临床意义 |
|:---:|:---:|:---:|:---:|:---:|---|
| + | − | + | − | + | 急性或慢性 HBV 感染,提示 HBV 复制活跃,传染性强,俗称"大三阳" |
| + | − | − | + | + | 1. 急性 HBV 感染趋向恢复<br>2. 慢性 HBV 感染,传染性弱,即俗称"小三阳" |
| + | − | − | − | + | 急性 HBV 感染或慢性 HBV 携带者,传染性弱 |
| − | + | − | − | + | 既往感染过 HBV,现病毒已基本清除,仍有免疫力 |
| − | − | − | + | + | 1. 既往有过 HBV 感染;<br>2. 感染恢复期,少数人仍有传染性 |
| − | − | − | − | + | 1. 有既往感染史;<br>2. 恢复期 HBsAg 已消失,抗 HBsAb 尚未出现;<br>3. 隐匿性慢性 HBV |
| − | + | − | − | − | 1. 感染过 HBV,并产生免疫力;<br>2. 接种过乙肝疫苗产生抗体 |
| − | + | − | + | + | 1. 急性 HBV 恢复期;<br>2. 既往感染过 HBV |
| − | − | − | − | − | 未感染过 HBV,属于易感人群,应接种乙肝疫苗 |

## 2. 不常见组合模式的结果解读

临床上16种不常见组合模式结果解读见表12-3。

表12-3 不常见组合模式临床意义

| HBsAg | HBsAb | HBeAg | HBeAb | HBcAb | 临床意义 |
|---|---|---|---|---|---|
| + | − | − | − | − | 1. 急性 HBV 感染早期；<br>2. 慢性 HBV 携带者，传染性弱 |
| + | − | − | + | − | 1. 急性 HBV 感染趋向恢复；<br>2. 慢性 HBsAg 携带者易转阴 |
| + | − | + | − | − | 1. 急性 HBV 感染早期；<br>2. 慢性 HBV 携带者，传染性强 |
| + | − | + | + | + | 1. 急性 HBV 感染趋向恢复；<br>2. 慢性 HBV 携带者 |
| + | + | + | − | + | 1. 亚临床型或非典型性 HBV 感染早期；<br>2. HBsAg 免疫复合物，新的不同亚型感染 |
| + | + | − | − | − | 1. 亚临床型 HBV 感染早期；<br>2. 不同亚型 HBV 二次感染 |
| + | + | − | − | + | 1. 亚临床型 HBV 感染早期；<br>2. 不同亚型 HBV 二次感染 |
| + | + | − | + | − | 亚临床型或非典型性 HBV 感染 |
| + | + | − | + | + | 亚临床型或非典型性 HBV 感染 |
| − | − | + | − | − | 1. 非典型性急性 HBV 感染；<br>2. 抗－HBcAb 出现之前的感染早期，HBsAg 滴度低而呈阴性，或呈假阳性 |
| − | − | + | − | + | 非典型性急性 HBV 感染 |
| − | − | + | + | + | 急性 HBV 感染中期 |
| − | + | − | + | − | HBV 感染后已恢复 |
| − | + | + | − | − | 亚临床型或非典型性 HBV 感染 |
| − | + | + | + | − | 亚临床型或非典型性 HBV 感染 |
| − | − | − | + | − | 急性 HBV 感染趋向恢复 |

## 五、报告审核注意事项

1. 确认当日、当批次室内质控在控，确认阴、阳性质控结果符合。

室内质控操作中，每分析批至少设置一个弱阳性和一个阴性质控，检测位置应随机放置（ELISA 等板式试验应该把每板视为一个分析批，定量免疫的分析批由检测系统的批长度决定）。质控品的浓度围绕 Cut off 值选择。一般建议阳性质控品浓度为 2 Cut off 值左右，阴性质控品浓度为 0.5 Cut off 值左右。

2. HBsAg 检测结果阴性并不排除病毒感染的可能，由于方法学的局限性，HBsAg 的检测结果需要结合其他四项指标综合判断。

3. 血液凝固不完全，可能造成假阳性结果，对于比较接近临界值的阳性标本尽量充分离心后复查。

4. 若检查结果为不常见的乙肝五项组合模式，有可能是血液中某些物质干扰，建议使用另一种检测方法进行复查。

## 六、实验室分析路径

乙肝血清学检测分析路径见图 12-1。

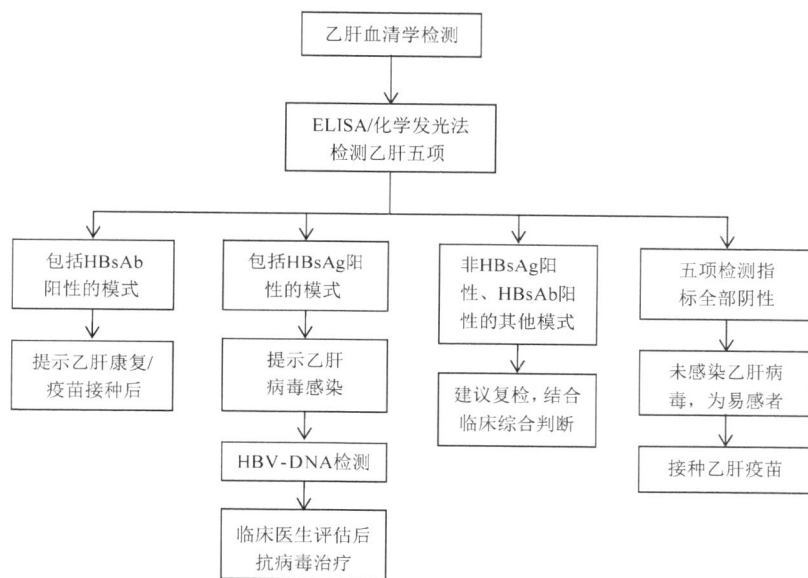

图 12-1 乙肝血清学检测分析路径

## 七、乙型肝炎病毒感染对妊娠的影响

女性乙型肝炎病毒感染者妊娠后胎儿畸形率增加近 2 倍,早产、流产、死胎和死产的发生率明显增高,存在母婴垂直传播风险。肝功能异常者,妊娠后可加重肝功能损害,如凝血因子合成功能减退,易发生产后出血。

男性感染者精子中携带的乙型肝炎病毒可通过宫腔感染或带入受精卵的途径而感染胎儿,增加胎儿畸形、流产、早产、胎死宫内的风险。

# 八、孕前优生指导建议

1. 备孕夫妇需接受 HBV 血清学标志物的筛查。

2. HBsAg 阳性者,应行 HBV-DNA、肝功能和肝脏超声检查,评估是否处于乙肝活动期,考虑是否需要抗病毒治疗。

3. 慢性 HBV 感染女性妊娠建议如下:

3.1 肝功能正常的慢性 HBV 感染女性可正常妊娠;肝功能异常者,建议暂缓妊娠,通过休息或抗病毒治疗(HBV-DNA 阳性者酌情治疗),待肝功能恢复正常后再考虑妊娠;肝功能正常,伴肝脏纤维化,但尚无肝硬化者,可以妊娠,妊娠期和产后均需抗病毒治疗;

3.2 肝功能异常伴肝纤维化者,建议暂时暂缓妊娠,进行抗病毒治疗,待肝功能恢复正常 3 个月以上再妊娠,妊娠期、产后继续进行抗病毒治疗;

3.3 出现早期肝硬化的慢性 HBV 感染女性不建议妊娠,强烈要求生育者,在临床医生指导下妊娠;

3.4 晚期肝硬化是妊娠禁忌证。

4. 患慢性乙肝的备孕女性,应慎重选用药物进行抗病毒治疗。尽管有研究表明一些抗病毒药物不增加出生缺陷风险,但在使用任何抗病毒药物前都必须充分考虑用药期间妊娠的相关风险。

5. 备孕夫妇若无乙肝保护性抗体（HBsAb），特别是男方为乙肝携带者或患者，女方 HBsAg 阴性且没有免疫力时，应及时接种乙肝疫苗。疫苗接种期间采用屏障避孕，疫苗接种后应检测抗体滴度，了解免疫状态，疫苗接种完成后可尝试自然受孕。

# 九、附

## 1. 乙肝病毒 DNA(HBV-DNA)检测

乙肝病毒 DNA(HBV-DNA)是乙肝病毒的核酸成分，能够直接反映乙肝病毒的复制状态及传染性大小。HBV-DNA 定量检测采用实时定量聚合酶链反应法。

### 1.1 HBV-DNA 定性检测临床意义

由于常规检测方法和试剂的局限性，在感染的窗口期、部分感染者 HBsAg 可能因病毒的 S 区变异等原因不能检出，而血液中病毒确实存在。此时，HBV-DNA 定性检测可以用于原因不明、有肝炎症状的患者及单项 HbcAb 阳性的受检者 HBV 感染的确认或排除。

### 1.2 HBV-DNA 定量检测临床意义

HBV-DNA 检测是诊断乙肝感染最直接的证据，也是 HBsAg 阴性乙肝感染者的诊断手段。

HBV-DNA 含量高，反映病毒复制活跃。HBV-DNA 定量检测结果常用于以下情况：判断 HBV 感染者病毒复制水平；判断

HBV 感染者传染性；抗病毒药物疗效监测；动态观察乙肝活动情况。

孕前乙肝血清学检查 HBsAg 阳性的患者建议进行 HBV-DNA 检测，这对于乙肝抗病毒治疗方案制定、治疗效果观察及后续的家庭妊娠计划都有重要的指导意义。

**2. 乙肝病毒前 S1、S2 抗原**

2.1　乙肝病毒前 S1 抗原（Pre-S1 抗原）

Pre-S1 抗原作为病毒外膜蛋白成分存在于 HBV 的 Dane 颗粒和管型颗粒上，是十分重要的病毒复制指标。Pre-S1 可随 HBsAg 消失而消失，与 HBsAg 转阴时间呈正相关，可以作为病毒清除和病毒转阴的参考指标。

2.2　乙肝病毒前 S2 抗原（Pre-S2 抗原）

Pre-S2 位于 HBV 表面抗原蛋白的 N 末端，与表面抗原阳性存在显著相关性。在急性乙型肝炎中，Pre-S2 抗原和 e 抗原可作为 HBV 复制的标志；而在慢性乙型肝炎中，Pre-S2 抗原的出现提示慢性肝炎进入活动期。

# 第十三章

# 梅毒血清学筛查

梅毒是由梅毒螺旋体感染引起的一种系统性、慢性性传播疾病,其临床表现复杂,可引起人体多系统多器官的损害,产生多种临床表现,可导致机体组织破坏、功能失常,甚至危及生命。临床上可表现为一期梅毒、二期梅毒、三期梅毒、隐性梅毒和先天梅毒(胎传梅毒)等。梅毒螺旋体是苍白密螺旋体苍白亚种,也称之为苍白螺旋体。

## 一、实验室检查方法

梅毒的实验室检查方法主要有病原学检测和血清学检测。

病原学检测方法主要有暗视野显微镜检查、镀银染色法、核酸检测。血清学检测方法主要包括非梅毒螺旋体血清学试验(梅毒非特异性抗体检测)和梅毒螺旋体血清学试验(梅毒特异性抗体检测),也是目前临床上常用的检测方法。

# 二、梅毒血清学检测

梅毒血清学检测根据检测所用抗原不同,可以分为两大类:非梅毒螺旋体血清学试验(梅毒非特异性抗体检测)和梅毒螺旋体血清学试验(梅毒特异性抗体检测)。

## 1. 非梅毒螺旋体血清学试验

### 1.1 检测方法

非梅毒螺旋体血清学试验也称梅毒非特异性抗体检测,检测原理是将非特异的类脂质作为抗原,与机体感染梅毒后产生的抗类脂质抗体(反应素)进行免疫反应。

检测方法主要包括性病研究实验室玻片试验(VDRL)、快速血浆反应素环状卡片试验(RPR)、甲苯胺红不加热血清试验(TRUST)。

### 1.2 检测局限性

#### 1.2.1 前带现象

在非梅毒螺旋体血清学试验中,由于血清抗体水平过高,抗原抗体比例不合适,而出现的假阴性或弱阳性结果称为前带现象。当怀疑为前带现象时,应进一步稀释样品进行检测,报告最终滴度。

#### 1.2.2 血清固定

少数梅毒患者会出现血清固定现象。即梅毒患者经过足量的驱梅治疗和定期随访后(连续 2 个随访周期,≥6 月),梅毒非特异性抗体维持在相对恒定的低滴度状态（血清抗体在±1滴度范围之内的低滴度水平，一般≤1∶8）。

此时，建议临床根据流行病学病史和临床表现排除复发和再感染后确定是否为血清固定现象。

### 1.2.3　假阴性反应

感染梅毒螺旋体后，机体免疫应答需要一定过程，抗类脂质的抗体浓度尚处于实验方法的检测限之下，称为窗口期。少数早期梅毒、神经梅毒以及部分晚期梅毒，可发生定性试验假阴性反应。

### 1.2.4　假阳性反应

1.2.4.1　与梅毒感染无关的其他因素，如急性和慢性疾病、自然组织损伤等，梅毒非特异性抗体试验也可呈阳性反应；

1.2.4.2　常见的疾病因素有系统性红斑狼疮、麻风病、疟疾、传染性单核细胞增多症、病毒性肝炎、肿瘤、其他螺旋体疾病等可引起假阳性反应；

1.2.4.3　常见的生理性因素有孕妇、老年人群可发生假阳性反应。

### 1.2.5　血浆样品

血浆中的抗体浓度一般高于血清，同一个患者血清与血浆的检测结果不可直接比较。采用血浆进行检测时，应在样品类型中注明"血浆"。血浆样品不可做 VDRL 试验。

### 1.2.6　方法差异

虽然 VDRL、RPR、TRUST 的检测原理基本相同，但因采用的抗原原料和生产工艺的不同，各种方法和试剂之间可能存在一定范围的敏感性和特异性的系统性差异。任何两种方法的半定量结果，相互间不可直接比较。

### 2. 梅毒螺旋体血清学试验

2.1 检测方法

梅毒螺旋体血清学试验也称梅毒特异性抗体检测，检测原理是将梅毒螺旋体的特异成分作为抗原，与机体感染梅毒后产生的抗梅毒螺旋体抗体进行免疫反应。

检测方法主要包括梅毒螺旋体颗粒凝集试验（TPPA）、梅毒螺旋体血凝试验（TPHA）、荧光螺旋体抗体吸收试验（FTA-ABS）、酶联免疫吸附试验（ELISA）、化学发光免疫试验（CLIA）、免疫层析试验（ICT）、免疫印迹试验（WB）等。

2.2 检测局限性

感染梅毒螺旋体并产生特异性抗体后，即使经过规范治疗，绝大部分患者仍终身阳性。梅毒螺旋体血清学试验不能区分活动性感染和既往感染，不能用于判断疗效、复发及再感染。

梅毒螺旋体血清学试验可能出现生物学假阳性反应。

## 三、参考范围

非梅毒螺旋体血清学试验结果为阴性。

梅毒螺旋体血清学试验结果为阴性。

## 四、临床意义

### 1. 非梅毒螺旋体血清学试验的临床意义

非梅毒螺旋体血清学试验适用于各期梅毒的诊断、治疗后疗效观察、判愈、判定复发或再感染，还可用于人群的筛查、产前检查及健康体检等。

### 2. 梅毒螺旋体血清学试验的临床意义

梅毒螺旋体血清学试验的敏感性和特异性均较高，适用于隐性梅毒及一些梅毒非特异性抗体检测结果为阴性而临床高度怀疑梅毒感染的受检者，也可用于人群的筛查、产前检查及健康体检等。

免疫印迹试验可检测特异性 IgG 和 IgM 抗体，当特异性抗体 IgM 阳性时，可用于胎传梅毒、神经梅毒、一期梅毒等的早期诊断。

## 五、结果判读

梅毒血清学试验结果解读见表 13-1。

表 13-1　梅毒血清学试验结果与解释

| 梅毒血清学试验检测结果 | | 结果解释（临床诊断参考依据） |
|---|---|---|
| 特异性抗体 | 非特异性抗体 | |
| 阳性 | 阳性 | 现症梅毒或治疗中梅毒/血清固定隐性梅毒（潜伏梅毒） |
| 阴性 | 阳性 | 非特异性抗体生物学假阳性 |

（续表）

| 梅毒血清学试验检测结果 | | 结果解释（临床诊断参考依据） |
|---|---|---|
| 特异性抗体 | 非特异性抗体 | |
| 阳性 | 阴性 | 临床治愈的早期梅毒（既往感染）、前带现象、极早期梅毒、方法学假阳性（如 CLIA 法、ELISA 法） |
| 阴性 | 阴性 | 排除梅毒感染或极早期梅毒（窗口期尚无抗体产生） |

## 六、报告审核注意事项

1. 两类血清学试验均可作为梅毒初筛的方法，各实验室可根据临床需求和实验室条件选择合适的筛查路径。但初筛结果为阳性时，需经另一类梅毒血清学检测方法复检。

2. 若初筛阳性结果经另一类梅毒血清学检测方法复检后，报告审核时需进行备注。如 RPR 结果阳性，TPPA 检测阴性，备注"TPPA 复查结果阴性"。

3. 如果受检者出现非梅毒螺旋体血清学试验阳性而梅毒螺旋体血清学试验阴性，常常是由于非梅毒螺旋体血清学试验生物学假阳性所致。建议实验室发出报告时可以添加备注：结果提示非梅毒螺旋体血清学试验生物学假阳性，建议临床关注受检者是否存在其他潜在的病理或生理状态，并定期随访。

# 七、实验室分析路径

　　临床上可根据实验室条件选择任何一类血清学检测方法作为筛查(初筛)试验,但初筛阳性结果需经另一类梅毒血清学检测方法复检后才能够为临床诊断或疫情报告提供依据。有条件时亦可同时做这两类试验。梅毒的血清学试验筛查可根据自己实验室条件制定相应筛查路径。本章节选取其中的一种路径举例如图 13-1 所示。

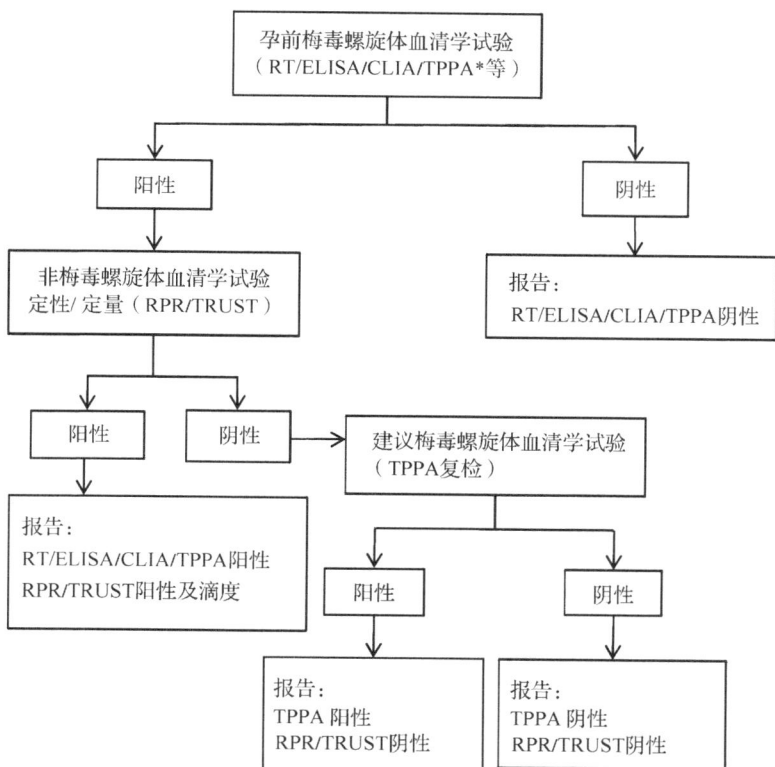

**图 13-1　梅毒血清学试验分析路径**

*：若用 TPPA 初筛阳性,不需要再复检。

## 八、梅毒对妊娠的影响

夫妇双方感染梅毒后对妊娠结局均有影响。

男性感染梅毒可诱发女性的宫内感染或直接带入受精卵影响胎儿。女性感染梅毒后易造成不孕、流产、早产、死胎、胎儿畸形或先天性梅毒儿。

## 九、孕前优生指导建议

1. 备孕夫妇均需进行梅毒血清学筛查。

2. 夫妇双方只要有一方梅毒血清学试验阳性，双方均应结合临床做进一步诊断，明确诊断结果。

3. 确诊梅毒后，及时接受规范治疗，治疗期间避免无保护屏障的性生活。同时建议进行 HIV 咨询和检测。

4. 梅毒经足量规范治疗后，应定期随访观察，包括全身体格检查和非梅毒螺旋体血清学试验。早期梅毒建议随访 2～3 年，晚期梅毒需随访 3 年或更长。

5. 梅毒治愈后，夫妇双方应在专科医生的指导下计划妊娠。

# 第十四章

# TORCH 血清学筛查

TORCH，包含一组可导致先天性宫内感染的病原体，其中 T 代表弓形虫（Toxoplasma gondii，Toxo），R 代表风疹病毒（Rubella virus，RV），C 代表巨细胞病毒（Cytomegalovirus，CMV），H 代表单纯疱疹病毒（Herpes simplex virus，HSV），O 代表其他相关病原体，其中人细小病毒 B19 是其他病原体中最受临床关注的一种病原体。

## 一、检测指标

TORCH 检测指标包括特异性 IgM 抗体、特异性 IgG 抗体和 IgG 抗体亲和力。国家免费孕前优生健康检查项目中，TORCH 血清学筛查内容包括弓形虫 IgM 和 IgG 抗体、巨细胞病毒 IgM 和 IgG 抗体、风疹病毒 IgG 抗体。

## 二、标本采集要求

### 1．检测者准备

建议空腹条件下采集血液，清淡饮食后也可采血检验，但需避免高脂饮食后采血。

### 2．标本要求

TORCH 检测需采用无抗凝剂的真空负压采血管采集静脉血，采血后应在 2 h 之内完成送检及离心分离血清，避免溶血。

## 三、检测方法

TORCH 实验室检测主要手段包括血清学和病原学检测，血清学检测是目前临床首选的检测方法，主要包括 ELISA 法、化学发光法、免疫层析法（不建议使用）。

## 四、参考范围

弓形虫 IgM 和 IgG 抗体、巨细胞病毒 IgM 和 IgG 抗体、风疹病毒 IgG 抗体均为阴性。

## 五、临床意义

### 1. IgM 抗体

IgM 抗体阳性提示可能处于急性感染期。IgM 抗体滴度一般在初次感染后 1～2 个月内急剧上升，达到峰值后逐渐降低，大约 3～6 个月转阴。但部分人群体内 IgM 抗体可持续数年保持较低滴度水平，故仅凭 IgM 抗体阳性不能诊断急性感染。另外，IgM 抗体在原发感染和复发感染均可产生，因此仅凭 IgM 抗体阳性结果不能区分原发感染和复发感染。

### 2. IgG 抗体

特异性 IgG 抗体在 IgM 抗体出现后产生，随着感染进展，IgG 抗体滴度逐步升高，达到峰值后进入平台期，在免疫功能正常的个体内可以长期存在。IgG 抗体的临床价值主要在于其定量检测结果。疑似感染期两次取样（间隔 2～3 周）后，在同一检测系统检测特异性 IgG 抗体滴度，如果第二次比第一次滴度有显著增加，提示急性感染期（ELISA 方法超出 4 倍以上；化学发光方法超出实验室日间检测差异，但需结合多指标综合判断）。

### 3. IgM 抗体 + IgG 抗体

孕前 TORCH 血清学筛查需结合 IgM 抗体与 IgG 抗体结果判断基础免疫状态，可及时发现急性感染，避免在急性感染或活动性感染时受孕，并对孕期 TORCH 感染类型及风险判断有重要价值。对于 RV IgG 抗体阴性的备孕妇女，可进行健康教育及接种疫苗。

## 六、结果判断

TORCH 血清学检查结果判断见表 14-1。

**表 14-1　TORCH 血清学检查结果与意义**

| 项目 | 结果 | 意义 |
|---|---|---|
| 弓形虫（Toxo） | IgM（－）、IgG（－） | 提示无弓形虫感染的血清学证据 |
| | IgM（－）、IgG（＋） | 提示既往感染（通常感染超过 6 个月） |
| | IgM（＋）、IgG（－） | 提示近期原发感染或 IgM 假阳性 |
| | IgM（＋）、IgG（＋） | 提示可能为急性感染或 IgM 长期持有 |
| 风疹病毒（RV） | IgG（－） | 提示无 RV 感染的血清学证据 |
| | IgG（＋） | 提示既往感染或注射过疫苗 |
| 巨细胞病毒（CMV） | IgM（－）、IgG（－） | 提示无 CMV 感染的血清学证据 |
| | IgM（－）、IgG（＋） | 提示既往感染 |
| | IgM（＋）、IgG（－） | 提示近期原发感染或 IgM 假阳性 |
| | IgM（＋）、IgG（＋） | 提示可能为急性感染或 IgM 长期持有 |

## 七、报告审核

1. 确认每分析批室内质控在控。例如，采用 ELISA 方法检测时，确认本批次阴、阳性质控结果符合。

2. 当出现以下情况时需对原标本进行复检：

2.1　患者结果出现 IgM 阳性，但与临床不符；

2.2　患者有疾病相关临床表现或临床医师怀疑某种感染，但

IgM 结果为阴性时；

2.3 IgG 结果本次为阴性,之前为阳性时。

# 八、实验室分析路径

TORCH 血清学筛查分析路径见图 14-1。

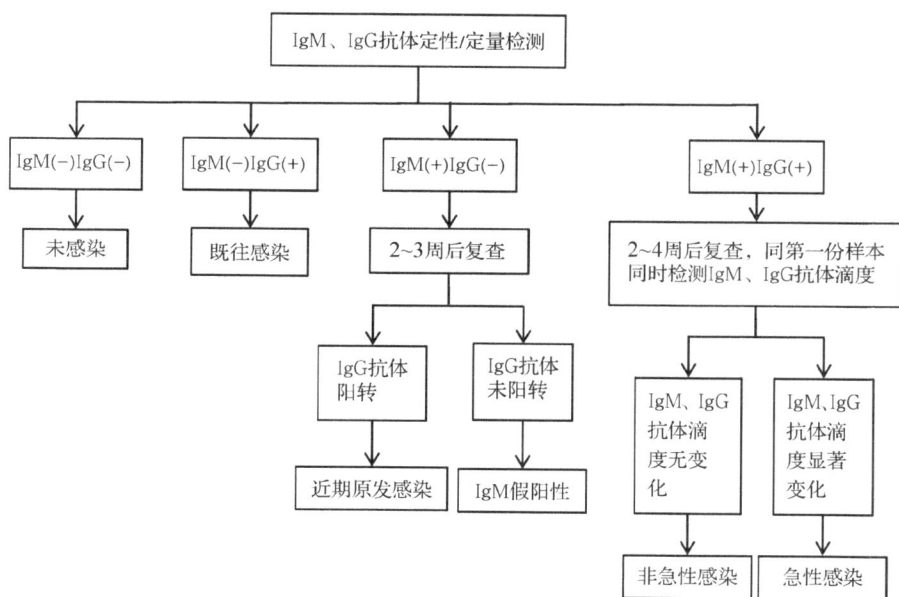

图 14-1 TORCH 血清学筛查分析路径

# 九、TORCH 病原体感染对妊娠的影响

TORCH 病原微生物可以通过胎盘垂直传播,引起宫内感染,可造成早产、流产、死胎或胎儿畸形;通过产道可感染新生儿,造成新生儿多

系统、多脏器损伤或智力障碍等。在低收入和中等收入国家，TORCH 感染是产前、围产期和产后并发症等风险增加的主要原因之一。

## 十、孕前优生指导建议

1. IgM 抗体阳性，提示可能为近期感染，暂不宜怀孕，需复查后咨询；

2. IgM 抗体阴性，IgG 抗体阳性，提示既往感染，可以怀孕；

3. 巨细胞病毒和弓形虫 IgM 抗体阴性，IgG 抗体阴性，可以怀孕，但为易感人群，孕期应注意个人防护；

4. 风疹病毒 IgG 抗体阴性，需详细询问月经史，排除妊娠及可疑妊娠后可接种风疹疫苗，接种 3 个月后再怀孕。

## 十一、附

TORCH 检测抗体还包括疯疹病毒（RV）IgM、单纯疱疹病毒（HSV）IgG、IgG 抗体亲和力检测。

**1. 风疹病毒（RV）IgM、IgG 与单纯疱疹病毒（HSV）IgG 结果判断**

国家免费孕前优生健康检查不常规进行 RV IgM 和单纯疱疹病毒（HSV）抗体的检测。为避免在 RV 急性感染期受孕，可以检测 RV IgM 和 IgG，并根据检测结果进行综合判断。孕前 HSV 筛查

IgG 阴性,提示未感染过 HSV,无免疫力,孕期易发生初次感染;孕前 HSV 筛查 IgG 阳性提示感染过 HSV 并产生了抗体,可以取宫颈分泌物,采用定量 PCR 检测病毒载量,低于参考值范围可准备妊娠,否则需要治疗后再备孕。

孕前 HSV 筛查也可为孕期检查结果提供对比基础值,帮助判断孕期是初次感染还是复发感染,从而预防新生儿感染。HSV IgM 抗体为非病毒型特异抗体,不被推荐在临床常规中使用。

HSV-1 和 HSV-2 两型感染后对胎儿危害和临床治疗方法没有区别,所以孕前 HSV 血清学筛查可不进行分型检测。

风疹病毒和单纯疱疹病毒检测结果意义见表 14-2。

表 14-2  风疹病毒和单纯疱疹病毒检测结果意义

| 项目 | 结果 | 意义 |
| --- | --- | --- |
| RV | IgM(−)、IgG(−) | 提示无 RV 感染的血清学证据 |
| | IgM(−)、IgG(+) | 提示既往感染或注射过疫苗 |
| | IgM(+)、IgG(−) | 提示近期原发感染或 IgM 假阳性 |
| | IgM(+)、IgG(+) | 提示可能为急性感染或 IgM 长期持有 |
| HSV (1+2) | IgG(−) | 提示未感染过 HSV,无免疫力,孕期易发生原发感染 |
| | IgG(+) | 提示感染过 HSV(1+2) |

## 2. IgG 抗体亲和力指数(Avidity Index,AI)检测

机体感染病原体后,初次免疫应答产生的 IgG 抗体与抗原结合能力较弱(低亲和力抗体),复发感染所产生的 IgG 抗体量多且与抗原结合能力强(高亲和力抗体)。

### 2.1  结果判断

2.1.1 AI<30%，为低亲和力；

2.1.2 AI>50%，为高亲和力。

2.2 检测意义

当 IgG 和 IgM 同时阳性时，IgG 抗体亲和力检测结果可辅助临床判断是否为近期原发感染。一般而言，IgG 抗体高亲和力可排除近 3~4 个月内的原发感染；IgM 抗体阳性，同时 IgG 抗体低亲和力，提示可能为近期原发感染。

在临床缺乏 IgG 抗体基础数据、不能检测到血清学转化的情况下，结合 IgM 抗体和 IgG 抗体亲和力检测，可显著提高原发感染的检测敏感度及特异度。但由于一些个体的 IgG 抗体低亲和力状态可能持续数月甚至超过 1 年，所以不能仅凭 IgG 抗体低亲和力结果判断患者近期的急性感染，应结合 IgG 抗体定量结果等多项指标进行综合判断。

# 参 考 文 献

［1］樊尚荣,周小芳.2015 年美国疾病控制中心性传播疾病的诊断和治疗
指南(续):淋病的诊断和治疗指南［J］.中国全科医学,2015,18(26):
3129-3131.

［2］高祖送.肝硬化患者肝功能检测结果分析［J］.现代医药卫生,2013,29
(15):2340-2341.

［3］龚道元.临床基础检验学［M］.北京:人民卫生出版社,2017.

［4］国家人口计生委科技司.孕前优生:临床检验操作指南［M］.北京:中国
人口出版社,2010.

［5］国家卫生和计划生育委员会.弓形虫病的诊断:WS/T 486—2015［S］.
北京:中国标准出版社,2016.

［6］国家卫生和计划生育委员会.梅毒非特异性抗体检测操作指南:WS/T
491—2016［S］.北京:中国标准出版社,2016.

［7］国家卫生和计划生育委员会.梅毒诊断:WS 273—2018［S］.北京:中国
标准出版社,2018.

［8］国家卫生健康委员会.静脉血液标本采集指南:WS/T 661—2020［S］.
北京:中国标准出版社,2020.

［9］国家卫生健康委员会.糖化血红蛋白检测指南：WS/T 461—2024［S］.北京：中国标准出版社，2024.

［10］李力，刘小利，程蔚蔚，等.备孕保健专家共识（2023）［J］.中国优生与遗传杂志，2023，31（9）：1737-1743.

［11］李晓晔，宋淑荣，梁茜，等.妊娠期阴道微生态和阴道感染性疾病的研究进展［J］.中国妇幼保健，2023，38（19）：3842-3846.

［12］刘嘉清.ELISA 检测乙肝两对半少见模式和弱阳性结果分析及报告单注释策略［D］.合肥：安徽医科大学，2020.

［13］全国妇幼健康研究会.孕前优生健康检查风险评估指导手册：2014 版［M］.北京：人民卫生出版社，2014.

［14］尚红，王毓三，申子瑜.全国临床检验操作规程［M］.4 版.北京：人民卫生出版社，2015.

［15］宋晓冬，丁旭，贾向新，等.尿常规复检规则的探讨［J］.中国临床研究，2011，24（12）：1148-1150.

［16］王冬环，陈文祥，张传宝，等.糖化血红蛋白实验室检测指南［J］.中国糖尿病杂志，2013，21（8）：673-678.

［17］王贵强，王福生，庄辉，等.慢性乙型肝炎防治指南：2019 年版［J］.中华实验和临床感染病杂志（电子版），2019，13（6）：441-466.

［18］王前，王建中.临床检验医学［M］.北京：人民卫生出版社，2015.

［19］王勤.肝功能检查注意事项［J］.临床合理用药杂志，2014，7（10）：86.

［20］吴智威，郑秀惠，郭建新，等.妊娠期肝功能异常的研究进展［J］.中华肝脏病杂志，2019，27（8）：653-656.

［21］谢幸，孔北华，段涛.妇产科学［M］.9 版.北京：人民卫生出版社，2018.

［22］许文荣.临床基础检验学［M］.北京：高等教育出版社，2006.

［23］医师资格考试指导用书专家编写组.国家医师资格考试医学综合指导用书:2016修订版［M］.北京:人民卫生出版社,2016.

［24］尹一兵,倪培华.临床生物化检验技术［M］.北京:人民卫生出版社,2015.

［25］尹跃平.性传播疾病实验室检测指南［M］.北京:人民卫生出版社,2019.

［26］张宁,闫素文,封志纯.妊娠期TORCH筛查指南［J］.发育医学电子杂志,2013,1(4):236-256.

［27］张仕茜,杨旭.妊娠期外阴阴道假丝酵母菌病发病机制的研究概述［J］.中国微生态学杂志,2019,31(5):617-620.

［28］章锦曼,阮强,张宁,等.TORCH感染筛查、诊断与干预原则和工作流程专家共识［J］.中国实用妇科与产科杂志,2016,32(6):535-540.

［29］中国疾病预防控制中心性病控制中心,中华医学会皮肤性病学分会性病学组,中国医师协会皮肤科医师分会性病亚专业委员会.梅毒、淋病和生殖道沙眼衣原体感染诊疗指南(2020年)［J］.中华皮肤科杂志,2020,53(3):168-179.

［30］中国疾病预防控制中心性病控制中心撰写组.生殖道沙眼衣原体感染检测指南［J］.国际流行病学传染病学杂志,2020,47(5):381-386.

［31］中国麻风防治协会皮肤性病检验与诊断分会,顾伟鸣,杨天赐,等.梅毒螺旋体血清学试验生物学假阳性处理专家共识［J］.中华检验医学杂志,2023,46(5):445-450.

［32］中华医学会内分泌学分会,中华医学会糖尿病学分会,中国医师协会内分泌代谢科医师分会.中国成人糖尿病前期干预的专家共识(2023版)［J］.中华糖尿病杂志,2023,15(06):484-494.

［33］中国心血管代谢联盟.中国成人 2 型糖尿病及糖尿病前期患者动脉粥样硬化性心血管疾病预防与管理专家共识（2023）［J］.中华心血管病杂志（网络版），2023，6（1）：1-19.

［34］中华医学会妇产科学分会感染性疾病协作组.细菌性阴道病诊治指南（2021 修订版）［J］.中华妇产科杂志，2021，56（1）：3-6.

［35］中华医学会感染病学分会，中华医学会肝病学分会.慢性乙型肝炎防治指南：2019 年版［J］.中华实验和临床感染病杂志（电子版），2019，13（6）：441-446.

［36］中华医学会检验医学分会血液学与体液学学组，中华医学会妇产科学分会感染性疾病协作组.阴道分泌物临床检验与结果报告规范化指南［J］.中华医学杂志，2023，103（1）：10-17.

［37］中华医学会检验医学分会血液学与体液学学组.尿液检验有形成分名称与结果报告专家共识［J］.中华检验医学杂志，2021，44（7）：574-586.

［38］中华医学会检验医学分会血液学与体液学学组.血细胞分析报告规范化指南［J］.中华检验医学杂志，2020，43（6）：619-627.

［39］中华医学会检验医学分会血液学与体液学学组.阴道分泌物自动化检测与报告专家共识［J］.中华检验医学杂志，2023，46（5）：439-444.

［40］中华医学会糖尿病学分会.中国 2 型糖尿病防治指南（2020 年版）［J］.中华糖尿病杂志，2021，13（4）：315-409.

［41］中华医学会血液学分会血栓与止血学组.成人原发免疫性血小板减少症诊断与治疗中国指南：2020 年版［J］.中华血液学杂志，2020，41（8）：617-623.

［42］周新，府伟灵.临床生物化学与检验［M］.4 版.北京：人民卫生出版社，2007.

［43］朱宇宁,尚世强,陈英虎,等.TORCH 实验室规范化检测与临床应用专家共识[J].中华检验医学杂志,2020,43(5):553-561.

［44］左世梅,付学丽,宋瑞瑜,等.淋病奈瑟菌感染的实验室诊断技术概述[J].中国微生态学杂志,2020,32(4):481-486.

［45］Barnes P W,Mc Fadden S L,Machin S J,et al. The international consensus group for hematology review:Suggested criteria for action following automated CBC and WBC differential analysis ［J］. Laboratory Hematology,2005,11(2):83-90.

139

参考文献